矢野宏之

強迫症を克服する

当事者と家族のための
認知行動療法

Ψ
金剛出版

はじめに

　この本は，強迫症の当事者，家族向けの認知行動療法の本として書きはじめました。強迫症の治療は，「ひたすら嫌なことをする」「強迫行為をひたすら我慢する」というイメージが強いかもしれません。「ひたすら嫌なことをする」は，曝露（曝露反応妨害法）のことを指していることが多いと思います。これは，かなり間違った治療の方向性です。しかし，このような誤解が治療者や当事者に蔓延しているようにも思います。この間違った治療の方向性のために，当事者は苦しみ自分のことを責め，また治療者も改善しないことに対して当事者を責めてしまうように感じます。「ひたすら我慢する」「嫌なことをする」というイメージは部分的には正しいのですが，実際の治療の場面では，必ずしもこのようなことばかりをしているわけではありません。

　実際には，曝露以外の方法でもよくなることがあります。曝露を行うことが難しい場合は，曝露以外の方法を用いて，強迫症の改善を図っていくこともできます。その大きな柱が，心理教育と行動実験になります。また曝露そのものに関しても，その仕組みや方法にさまざまなことが分かってきており，さまざまな工夫によりもっと効率のよい方法ができるようになってきました。曝露をしているのに改善しない理由もいくつか明らかになってきています。

　強迫症の病気そのものについても，分かってきたことがたくさんあり，

病気の回復を考えていく上で非常に重要なことです。強迫症の行動的特徴以外の考え方の癖や，頭の中で何が起こっているのかなど，特に頭の中で起きていることは，この症状を知っておかなければ，強迫症の症状がどんどん悪くなってしまいますし，せっかく治療に取り組んでいても改善しないこともあります。

　強迫症の研究が進むと，強迫症と診断される状態や強迫症に似ている病気がたくさんあることも明らかになりつつあり，嫌な想像が止められない想像型強迫症などは，今までの強迫症の治療の中であまり出てこない強迫症状でした。このような稀なタイプの強迫症は，本を読んでも，なかなか自分の症状が載っておらず，どう治療をしていけばいいのか分からないという問題がありました。本書では簡単ではありますが，このような強迫症の治療に関しても取り上げたいと思います。

　最後に，強迫症の治療を考える上では，家族の対応が非常に大事になります。家族も強迫症に巻き込まれ，非常に苦しい状況に置かれることや，治療の場に家族しか来ることができないこともよくあります。家族が強迫症について理解し，対応を変えていくことで状況が改善できる場合がたくさんあります。

　強迫症は，生活がとても苦しくなる病気です。長い戦いが必要な病気でもあります。一方で，短期間に劇的に改善する可能性も非常に高い病気です。ぜひ，強迫症の治療をあきらめずに頑張ってみて下さい。この本がそのためのヒントになれば幸いです。

目　　次

第 1 章

強迫症を理解する

強迫症とは？

　強迫症とは、「汚れているのではないか？」「確認し忘れたのではない
か？」などのような嫌な考えやイメージ（強迫観念）が浮かんでしまう
と、それを打ち消すために手洗い・確認などの強迫行為をしなければな
らなくなる病気です。多くの強迫症の方は、「強迫行為をやめたいけれど、
強迫観念によって生み出された苦痛を和らげるためには強迫行為をする
しかない」と感じています。

　強迫症は、人によって症状がかなり違います。同じような汚れに関す
る強迫観念でも、細菌などから放射能、HIV などのように多様な強迫
観念の内容があります。同じ細菌に関する強迫観念を持っていても、手
洗いがひどい人もいれば、アルコール消毒がやめられない人など、中心
にしている強迫行為が人によって違います。このように強迫観念と強迫
行為の内容が多彩であること、強迫観念と強迫行為の組み合わせも多彩
であることが強迫症の理解を難しくさせています。

　最近の研究では、これらの症状のパターンを分析し、洗浄強迫、確認
強迫、整理・整頓強迫、想像型強迫の４つに分けることが多くなってい
ます。この４つの分類が絶対的なものではありませんし、この４つの分
類のどれにも当てはまらない強迫症も多いです。しかし、この４つの分

類は，その分類にしか存在しない特徴を有しています。たとえば，洗浄強迫では，汚れの伝染が他の分類にはない特徴です。この4つの分類を軸に自分の強迫症を知っていくことが，自分の症状を理解するためにはとても大切なことです。まずは，この4つの分類を一つずつみていきましょう。

1. 手洗い・洗浄を繰り返す「洗浄強迫」

洗浄強迫の A さん（30 代　女性）

　A さんは，現在の生活のほとんどを家の中で過ごしています。トイレに入ると，手洗いに 30 分はかかってしまいます。手洗いは，石鹸を必ず使い，手を洗った後に水道の取手を洗い，綺麗にタオルで手の水分を拭き取る行程を 3 回ほど繰り返します。それでも，調子が悪いときは，4 回洗わないと気がすまないときもあります。外出するときは，外の空気が汚れているという感覚があるため，汚れてもいい服しか着られません。外出先も人が少ない決まったお店しかいけません。公衆トイレも使えないために，外出できる時間も限られています。以前に，人通りが多い場所で男性とすれ違ったときに，「汚い」と思ってしまってから，人通りが多い場所が苦手になってしまったのです。道を歩くときは，地面の汚れが気になります。その汚れがなんであるのか観察してじっと考え込み，自分が踏んだかどうかを頭の中でずっと考えてしまいます。外出先から帰ると，そのまま着ている服を洗濯機に入れ，お風呂に入ってから，自分の部屋にいきます。お風呂も 1 時間はかかり，非常に疲れてしまうため 2 日に 1 回しか入れません。自分の部屋にだけは汚れを持ち込まないようにしています。しかし，部屋のものが動いている気がすると，誰かが入ったような気がして，家族に誰か入ったかどうかを何度も確認してしまいます。

洗浄強迫とは？

　洗浄強迫は，洗浄行為を強迫行為とするタイプの強迫症です。このタイプは，強迫症の中で最も多いタイプになります。苦痛を伴う対象としては，ばい菌，外の汚れ，体液・精液，感染症・血液・HIV，アスベスト・放射能，洗剤などがあります。目に見える汚れの場合もありますし，目には見えない汚れの場合もあります。

　強迫行為として多いのは，手洗いを中心とした洗浄行為です。手洗いに，1回に30分ほどかかる方もいます。また，入浴，トイレの使用に時間がかかります。1時間以上トイレから出られないこともよくあります。外出時にトイレが使用できない人は，トイレにいかずに往復できる範囲でしか行動できなくなるため，生活圏内が非常に限られます。手洗いなどの洗浄行為の順番は決まっていることがほとんどです。たとえば，蛇口をひねって手を洗い，水道の蛇口を洗って，さらに手を洗って蛇口を閉めて終えるなどです。この順番を入れ替えると，「洗えていない」という感覚が出てきて，もう一度洗い直したくなります。

　血液・放射能などが苦手になっている人は，赤いシミが血ではないかと確認する，放射線量を測定するなどの行為が強迫行為になっていることもあります。このような場合，新聞などのメディアやインターネットなどで，気になること，心配していることに関する情報を検索する，インターネットの質問サイトで質問をするなどの行為がやめられなくなることもあります。

　多くの洗浄強迫の方は，自分が被害を受けることを避けたいと思っています。自分が汚染され，病気になることが苦痛なのです。しかし，中には他人に健康被害を生じさせることに苦痛を伴う方もいます。たとえば，汚れた手で人に触るのが怖い，などです。

汚れが伝染する・汚染物質に似ているものが苦手になる

　ほとんどの洗浄強迫の方は，共感呪術と呼ばれる特殊な感覚を持っています。この共感呪術には，①汚れが伝染する，②汚染物質に似ているものが苦手になるという二つの法則があります。汚れが伝染するという例としては，「外出時に着ていた洋服が家具につくと，その家具も汚染され，その家具に触れたものまでも汚染される」というものがあります。まるで非常に感染力が強い感染症のように，汚れが伝染して家中に広がっていくように感じます。汚れが伝染するという感覚があるために，汚染物質がどの対象に触れ，汚染されたかを覚えていることもよくあります。探偵のように汚れを追跡し，汚染の拡大を止めようとするのです。

　汚染物質に似ているものが苦手になる例としては，「赤い斑点が血を連想させるために汚いと感じる」「黒い汚れがカビを連想させるために触れない」というものがあります。似ているものに嫌悪感を持つために，苦手な対象がどんどん増えてしまいます。

綺麗な場所をつくり汚れを隔離しようとする

　洗浄強迫の人は，絶対に汚したくないと思っている場所・ものをいくつか持っていることが多く，たとえば自分の部屋・自分のベッドなど，自分が大事にしているもので，洗えない場所・ものになります。さらに，この綺麗な場所には，「汚れ」は持ち込ませないという対策を取ります。たとえば，部屋ごとに汚染レベルを決めて，汚染度が高い部屋のものを持ち込ませないようにする，外で着ていた服を玄関で脱ぎ，お風呂に入ってから自分の部屋に入るなど，です。

　場所以外では，財布や鞄，スマートフォンなどが綺麗にしておきたいものになることが多いです。子どもが小さいと，子どもが対象になるこ

ともあります。そのため，自分の子どもを外に連れ出したくない，公園で遊ばせないようにしているといった行動を取っている方もいます。

綺麗かどうかを知りたがる

　洗浄強迫の方は，目の前のものが綺麗なのか汚いものなのかを知りたがります。たとえば，外出から帰ってきたときに手についた茶色の汚れが一体なんなのか，綺麗なものなのかどうかを知りたがります。他にも，手を何回洗うのが普通なのか，自分の洗い方で汚れが落ちるのかなどのことが気になり，知りたがります。綺麗なのか汚いのかが分からない状態がもやもやしてしまい苦手になるのです。

どんどん嫌な想像が膨らんで止められない

　トイレから出てきた家族の手が濡れていないことに気がつくと，「もしかして，手を洗ってないのではないか？」と気になり，「ここで，手を洗っていないのであれば，もしかして家のトイレでも手を洗わないで出てきているのかもしれない。もしかすると，洗っていない手で家のものを触っているかもしれない」などのように，嫌な想像が止められなくなることもよくあります。

汚いものに触れたかどうかを確認する

　汚いものとすれ違った際に，体に触れたかどうかを頭の中でぐるぐる考えてしまうこともよくみられます。記憶を思い出して，触れていないことを確認したり，動作をやり直して触れていないことを確認することもあります。

心理的な嫌悪感も汚染されている感覚を生み出す

　汚染されている感覚は，物理的なものに限らず，心理的なものによっても生み出されます。この現象を専門的には精神性汚染と呼びます。精神性汚染には４つの種類があります。①道徳的違反：「道徳的に許されない人に対して汚れていると感じる」「自分は不道徳な人間であり汚染されていると感じる」，②自己汚染：「自分が誰かに触れると，汚染をさせてしまう」，③視覚性の汚染：汚いと思う人を見ただけで，自分が汚染されているように感じる，④モーフィング：「病気を持った人に出会うと，病気がうつってしまう」などのように特性を吸収してしまう恐怖があります。

2. 確認がやめられない「確認強迫」

確認強迫のBさん（20代　男性）

　Bさんは，なんでも確認をしないと不安になってしまいます。家を出るときも，窓の鍵，ガスコンロの元栓，電気，水道などを確認し，確認は必ず，家の一番奥から順番にすると決めています。見落としがないようにするためです。確認の最中に声をかけられると，どこまで確認をしていたか自信がなくなり，もう一度最初から確認をやり直さなければいけません。以前，同じ市内で空き巣の被害があったことをニュースで知り，家の鍵をさらに入念に確認するようになりました。また，車から離れるときも，車の鍵がしっかりと閉まっているかが気になるため，なんども鍵を開けたり閉めたりします。以前，ドアの取手をガチャガチャしすぎて，壊してしまったこともありました。やっと車から離れられたとしても，頭の中で確認したかどうかを何度も思い返して確認をしてしまいます。鍵をかけたことに自信がなくなると，仕事中にこっそりと車まで戻り車の鍵を確認することもあります。また，安全性についてとても気になってしまうため，家電の電気プラグをコンセントにさしたままで火事になるのか，漏電しないのかなどが気になりインターネットで家電の安全性についての情報を探し，家電メーカーに電話で何度も問い合わせてしまいます。

確認強迫にはいろいろある

　確認強迫とは，確認を主に行っている強迫症のタイプです。ただし，確認をする理由が人によってかなり違います。そのため，「自分が危害を加えたのではないか」という状況で苦痛が生じる症状を確認強迫と呼ぶことがあります。実際に確認を強迫行為とする強迫症には以下のようなものがあります。

①汚れていないか気になる

　洗浄強迫の方でも強迫行為として確認行為をする方もいます。たとえば，机の上にある液体をじっと眺めて，その中身が何であるかを確認し，自分に汚れがつかなかったかを何度も確認することがあります。

②正確でないことが嫌だ

　整理整頓強迫の方で，なんでも正確にしたいために確認をする方がいます。「変なことを言っていなかったか」「間違った言い方をしていなかったか」などと考えて，自分の発言を確認したりします。

③自分が被害を受けるのが怖い

　このタイプの人は，自分が確認をしなかったために，自分が被害を受けることを嫌がるタイプです。たとえば，「家に知らない間に泥棒に入られるのではないか？」「自分の確認が足りずに，仕事でミスをしてしまったのではないか？」などの不安にかられ，スイッチが消えているか，鍵をかけているかを確認したり，仕事上でのチェックを繰り返し行ったりします。

④誰かに加害を与えてしまうことが怖い

　このタイプの人は，自分が確認をしなかったために，誰かに被害を与えてしまうことを嫌がるタイプです。たとえば，「もしかして，人にぶつかって，人を押し倒したんじゃないか」「自動車運転をしていた際に，人をひいたんじゃないか？」などがあります。

　ここでは，主に③，④について紹介します。

確認をすることで，よくないことが起こらないようにする

　確認とは，近い未来に起こるよくないことを阻止するものです。たとえば，「火事を防ぐために，電気が消えているかを確認する」「泥棒に入られることを防ぐために，鍵を確認する」などのように，必ず阻止したい出来事があるのです。この部分は，強迫症を持つ人にも持たない人にも共通する部分です。

自分の責任に関することがとても気になる

　自分の責任に敏感になり，もしよくないことが起こった場合の自分の責任を過大評価してしまいます。たとえば，「自分が人にぶつかってしまったら，罪を犯してしまったことと同じことになる」「泥棒に入られてしまったら，それは自分のせいだ」などです。よくないことが起こった場合，その出来事が起こる理由にはさまざまな要因があります。人にぶつかって，その人が骨折したとしても，その人の骨が脆かった，打ちどころが悪かったなど，さまざまな要因があります。しかし，これらよりも自分の責任が大きいと感じてしまうのです。

恐ろしいことの発生確率・影響力が大きいと感じる

　確認強迫の人は，恐ろしいことが発生する確率を高く見積もる傾向にあります。たとえば，「3回確認しないと，電気が消えていない確率は80％ある」「人を後ろから押すと，相手は必ず倒れてホームに落ちて列車にひかれてしまう」などです。

　また，恐ろしいことが発生した場合に，その影響力が大きいと感じる傾向にあります。たとえば，「電気がつきっぱなしになっていると火事になる」「泥棒に入られると人生が終わってしまう」などです。

　このように恐ろしいことの発生確率・影響力を高く見積もってしまうために，確認をしなければ危険なことが起こると考えてしまうのです。

問題が起こることを未然に防げたと考えてしまう

　確認強迫の人は，「確認をすることで問題が防げた」という感覚を持っています。たとえば，「火の元を3回確認したことで，火事が防げた」などのように，本来は1回の確認で終わってよい場面でも3回確認することが恐ろしいことを防ぐために重要だと考えてしまうのです。このように，「確認をすることで問題が発生することを防げた」という感覚が強まると，次第に確認をしなければ何が起こるのかが分からなくなってしまいます。

確認行為は，安心を増やす行為ではなく，不安を増やす行為

　強迫症の有無に限らず，確認を繰り返し行うと，確認した内容にだんだんと自信が持てなくなっていきます。たとえば，施錠した記憶を頭の中で何度も繰り返し確認すると，確認するうちに本当に鍵を閉めたかど

うかに自信が持てなくなってしまいます。また，確認する対象をずっと見続けても確認した内容に自信がなくなってしまいます。たとえば，鍵が閉まっている状態をずっと見続け，頭の中にその映像を刻み込もうとするほど，自信がなくなってしまうのです。確認強迫の人は，確認をすれば安心が増えると考えていることが多いのですが，このように実際は確認をするほど安心は減っていきます。そして，安心を得ようとするためにさらに確認をするという悪循環が生まれます。

確認行為を頭の中で行う

　確認強迫の人は，手で触った感覚や，確認したときの映像などを思い浮かべて何度も確認しますが，このように何度も頭の中で確認してしまうことも強迫行為になります。これを専門的にはメンタルチェッキングといいます。このメンタルチェッキングによっても不安が大きくなっていくのです。

　このメンタルチェッキングは，頭の中だけで行うのでいつでもどこでもできてしまいます。そのため，メンタルチェッキングがあると，日常の中のかなりの時間をメンタルチェッキングに取られるようになってしまいます。

安心を確信しても，
ふっと心配がよぎるととらわれてしまう

　確認強迫の方は，念入りに確認をした結果,「絶対に鍵が閉まっている」と一瞬確信した状態で強迫行為を止めます。しかし，なにかの拍子に「もしかして，あのときにちゃんと鍵穴をみていなかったかもしれない」と頭に浮かぶと，その心配が本当に起こっているような気になってきます。

そのため，ほんの少し前には確信できていたことなのに，鍵が閉まっているのかどうか確信が持てなくなります。

　さらに，その考えは振り払おうとしても頭の中に浮かび続け，「もしかしたら……」「万が一……」というわずかな可能性に非常に苦しみだしてしまいます。そのため，「念のためにもう一度確認しておこう」と強迫行為をしてしまいます。

3. 納得がいかないともやもやする 「整理整頓型強迫」

整理整頓強迫のCさん（30代　男性）

　Cさんは，どんなことにでも納得を追求してしまいます。服を着るときも，しわがない状態で服を着なければいけません。服の肩の位置やしわの位置も，自分がしっくりくる位置になったかを確認してしまいます。他にも，財布の中はカード類の位置が決まっています。お札の向きも決まっています。買いものが終わると，お札の向きをそろえたくなります。家では，水道の蛇口を固く閉めないともやもやしてしまいます。固く閉める瞬間の「きゅっ」という音が蛇口から聞こえないともやもやしてきて，もう一度閉め直します。同じようにペットボトルの蓋も固く閉めてしまい，他の人が開けられなくなります。家の中は，ものの置き場所や角度が決まっていて，家に帰ると無意識にものの配置が変わっていないかを確認してしまいます。特に本棚の本の種類や本の高さ，調味料の配置などが気になってしまいます。スマートフォンでも，アプリのアイコンの配置が気になり，暇を見つけては最適な配置を考えて並べ替えをしてしまいます。知らない単語を聞くと，すぐにインターネットでその単語調べないともやもやしてしまいます。歩くときは，ドアの前に立つときに偶数の歩数でないともやもやするので，歩くときは無意識に歩数を数えてしまいます。また，行動の順番が気になるため，歩いているときに通る道の順番，車でエンジンをかけ発進をするまでの順番，服を着る順番などがしっくりこ

> ないとやり直してしまいます。ときには，納得がいく順番を頭
> の中で事前に考えてしまい，順番が決まるまで動けないことも
> あります。

整理整頓強迫とは？

このタイプは，「自分の納得ができない状況」に対してとても嫌悪感
があります。たとえば，「自分は変なことを言っていなかったか」「自分
は正しい理解をしているのか」「家具が決められた位置に置いてあるの
か」「左右対称であるのか」などのことが気になります。

整理整頓強迫の人が追求する過剰な感覚を「まさにぴったり感覚」と
呼びます。このまさにぴったり感覚を追求し続けるため，服装などの着
ごこち，水道などの蛇口をぎゅっと閉める，電気のスイッチがカチっと
ならないとやり直すなどの行動が出てきます。

単純な動作などを何度もやり直してしまう

整理整頓強迫の強迫行為で多いのは，『文章を読んでいる際に，何度も
同じ部分を読み直す』『自分が書いたものを何度も消して書き直す』『特定
の動作・行動を他者に要求し，本人の言う通りでなければやり直させる』
『自分が正確に認識できなかった内容を，正しく把握しようと聞き返す』
などです。いずれも，動作・行動をやり直すことが多いのが特徴です。

この単純な動作は，生活の中で頻繁に出てくる動作になります。とき
には，顔を洗う，歯を磨く，食事を取る，ひげをそる，服を着替える，
スマートフォンを使う，スイッチを押すなどの行動をやり直してしまう
こともあります。

納得がいかないと行動が始められない

　整理整頓強迫の方の中には，行動を起こす前に自分が起こす行動についてシミュレーションをする方がいます。メールを送る前，自分が話す前，歩く前などに，どのような行動を取るべきかを考えるのです。その際に，そのイメージが納得のいかないものであれば，納得がいくイメージが浮かぶまで考え直し，なかなか行動を開始できない方もいます。

時間があれば，いつまでも強迫行為をしたい

　整理整頓の方は，他の強迫症と違って，時間があれば，強迫行為をやりたいと思っています。強迫行為を行うことで「スッキリする」という開放感を得られるためです。そのため，強迫行為を止めたくない，強迫行為を止めることに納得できないという方もいます。

嫌だという感覚だけがあり，理由があまりない

　他の強迫症のタイプに比べ，このタイプの強迫症状は，「嫌だ」という感覚以外に特に理由がないことも多いことが特徴です。たとえば，洗浄強迫の人は汚いから手を洗う，確認強迫の人は，火事になるのが怖いから確認をするなどの理由があります。しかし，整理整頓強迫の人には，そのような理由がないことが多いのです。もし，そこになんらかの理由があって，繰り返し行動を行っている場合，その内容は次にあげる縁起的な内容になることが多いです。

4. 縁起的なものを気にして行動する
「縁起強迫（繰り返し強迫）」

縁起強迫の D さん（20 代　女性）

D さんには，いい数字と悪い数字があります。「4」や「9」などの数字は，縁起が悪いとみることも避けてしまいます。他にも，「6」「12」「36」などの 2 と 3 の倍数に当たる数字が縁起の悪い感じがしてしまいます。鉛筆などの文房具を買うときには，5 本ずつでないと不吉な感じがするため，ときにはお店の人に無理を言って，5 本セットで売ってもらうこともあります。また，歩いているときも縁起が悪い歩数で歩いていないかが気になってしまいます。そのため，無意識に歩く歩数を数えてしまいます。そして，縁起が悪い歩数で，部屋に入らなければならないときは，縁起がよい歩数で歩き直して入ります。また，何か行動をしているときに，ふっと頭に縁起の悪い数字が浮かぶと，その行動をやり直し，頭に縁起がよいと思っている数字を思い浮かべます。

縁起強迫とは

縁起強迫とは，縁起が悪いと感じてしまうものを打ち消し，避けようとする強迫症のタイプです。典型的な症状は，「4」，「9」という数字に関連するものを避ける，「4」，「9」という数字をみると 7 回触る，偶数回触り直すなどの行為を行います。他にも，「不吉な言葉」が頭に浮か

んだら，心の中でお祈りをして，不吉な言葉を打ち消してから，行動を
とるなどの例があります。

他人がみても縁起がよいかどうかが
分からないこともある

　縁起強迫は，他人からみて縁起的な強迫観念・強迫行為だけではあり
ません。たとえば，部屋に右足から入らなければいけない（左足から入っ
た場合や，どちらから入ったか分からない場合はやり直しをする），右
手と左手で同じ回数だけものに触れないといけない（そうでない場合は，
反対の手で同じ回数触れる），○○にいく場合は，このルートを通らな
ければならないなど，他人からみると縁起がよい・悪いとは思えないよ
うなものも多くあります。そのため，縁起強迫は，「繰り返し強迫」と
も呼ばれます。

マイルールをたくさん作って苦しむ

　繰り返し強迫は，先ほどの例にあるように，「マイルール」が多く，
その「マイルール」を壊さないように生活しています。そして，マイルー
ルから外れると，マイルールを守った行動をやり直そうとします。
　この縁起強迫は，整理整頓強迫と非常に関連が深いため，整理整頓強
迫と一緒に持っている方も非常に多いのです。また，大人よりも子ども
に多いという特徴があります。

一見奇妙な行動でも本人なりに意味がある

　『汚いから手を洗う』『鍵をかけたかどうか気になって確認する』など

は，強迫症を持っていない人にもその不安を理解してもらいやすい強迫症といえます。一方，確認強迫，縁起強迫などでは，他人が理解できない不思議な強迫行為を持つことが少なくありません。

たとえば，『さっきまでの会話を振り返って，おかしなところがなかったかを確認する』『自分の午前中の行動を振り返って確認する』『嫌なイメージが出てきたら，頭の中でポジティブなイメージを思い出して打ち消す』などです。強迫行為はひどくなると，一見固まってしまったようにみえることもありますが，本人は動きを止めて頭の中でずっと考えているのです。

他にも，『部屋を出るときは，必ず，右足で床を 3 回，とんとんと叩く』『自分の納得がいく道順で歩き直す』『何かをするときに特定の動作を行ってから行動する』などの行動も一見すると奇妙な行動のようにみえますが，自分なりのルールに基づいているのです。

強迫症が長くなると，このような強迫行為を無意識に行いやすくなるために，自分でもどんなルールがあるのか分からなくなってしまうことがあります。特に，頭の中で行う強迫行為が多いと，何が行われているのか分かりにくいことが多いのです。

5. 嫌な想像が頭から離れない「想像型強迫」

想像型強迫のEさん（20代　女性）

　Eさんは，「自分は同性愛者ではないのか？」という心配が
ずっと頭の中に浮かんでいます。そのため，女性と会うのがと
ても苦手です。メールなどの文字だけのやり取りはできますが，
実際に会うとドキドキしているのがバレるのではないかと思っ
て避けてしまいます。また日中にはいたるところで，女性の顔
が浮かんでしまいます。そのたびに，「私は同性愛者なのだろ
うか」と疑問がわき，そのことが頭の中をぐるぐると回ってし
まいます。この疑問は，起きている間中浮かんでいます。「同
性愛者だったら嫌だな」「でも，今までは男性を好きになって
きたし」「本当のところはどうなのだろう？」といった言葉が
頭の中でずっとぐるぐる回ってしまいます。一度，エレベーター
で男性と女性のカップルと乗り合わせた際に，「私は，この女
性を押し倒して，性的な行為をするかもしれない」と思ってか
ら，さらに症状はひどくなりました。街の中で，女性とすれ違
うだけで，「自分は性的な暴行をしてしまうかもしれない」と
不安になります。「もしかして，寝ている間に性的暴行をして
いるのかもしれない」と心配になることもありました。しかし，
確認することもできないので，地元のニュースや警察署での事
件件数を調べ，性犯罪が起きていないかを確認して不安を取り
除こうとしています。

想像型強迫とは

　このタイプは，頭の中に受け入れられない考えが湧いてくるタイプです。そして，その強迫観念に対して，頭の中で打ち消しや反芻などの強迫行為を行います。そのため，目にみえる強迫行為を持っていない場合が多いのです。かつては，純粋強迫観念と呼ばれるように強迫行為を持っていないタイプと言われることもありましたが，頭の中で強迫行為を行っていることが分かってきました。想像型強迫にはいくつかのテーマがあります。

①攻撃性に関するもの

　よくあるものは，「自分が知らない間に人を傷つけてしまっているのではないか？」「店に入ったとき，知らない間にものを盗んでいるのではないか？」「知らない間に悪口を言ってしまったのではないか」「人を非難することを言ってしまったのではないか？」「知らない間にレイプをしてしまったのではないか？」などです。

　通常，このような強迫観念は確認行為を行うのですが，「知らない間にしているかもしれない」などのように確認しようがない場合は頭の中に強迫観念が浮かび続けるような状態になります。人によっては，自分の行動を振り返り，頭の中で確認をしていることもあります。もしくは，『人を傷つけたのだったら，何か文句を言われるはずだ』のように，なんとか頭の中に浮かぶ考えを否定しようとします。確認強迫がもともとあった人が，確認行為をしてもしょうがないという感覚が強まってくるとこのような状態になることもあります。

②性に関するもの

　「実は自分は同性愛者なのではないか？」「性的異常者なのではない

か？」「小児愛性障害（ペドフィリア）なのではないか？」「知らない間に，妊娠してしまったのではないか？」「知らない間にレイプされたのではないか？」などのように性に関するものです。自分の行動を振り返って強迫観念を打ち消そうとします。しかし，『そんなわけがない……』という打ち消しと『もしかしたら，そうなのかな……』という強迫観念をいったりきたりしてしまいます。

③人間関係に関するもの

「自分は，恋人としてふさわしくないのではないか？」「本当の私は子どものことを愛していないのではないか？」「私は，両親のことを本当は愛していないのではないか？」などのように自分が他人に関して思う感情や人間関係に疑いを持っているものです。

④宗教に関するもの

「自分は，信者としてふさわしくないのではないか？」「私は，信仰心が足りないのではないか？」といった，疑問が頭の中にずっと浮かぶタイプです。強迫行為として，罪の告白をする，自分の宗教に詳しい人に質問をするという行為をしている人もいます。

自分自身の特性に関わる強迫観念が多い

想像型強迫は，自分自身の特性に関する内容が強迫観念になりやすいです。先にあげた強迫観念もほとんどが自分自身の特性です。自分自身の特性は，血液検査の結果のように数値で分かるものでもありませんし，客観的に調べられるものではありません。そのため，「もしかしたら……」という疑い（疑惑）にとらわれ続けることになります。

強迫行為がほとんど取れない

　想像型強迫が他の強迫症と違って目にみえる強迫行為をしないのは，目にみえる強迫行為がほとんど役に立たないからです。洗浄強迫や確認強迫などは強迫観念が浮かぶきっかけになる状況がトイレから出るとき，車を運転するときなどいくつかあります。しかし，想像型強迫の強迫観念は，ほとんどきっかけなく頭に浮かぶことが多いのです。そのため，強迫行為を使って打ち消すことが難しい場合がほとんどなのです。たとえば，「車を運転しているときに人をひいたかもしれない」は，運転した道を確認することができます。しかし，「知らない間に人を殺したかもしれない」であれば，確認する場所が分からないため，確認しようがないのです。このように想像型強迫の多くは強迫行為を取りたくても取れないことが多いのです。ただし，洗浄や確認，やり直しなどの行動によって嫌な想像が和らぐ場合は，こういった強迫行為を取っている場合もあります。

強迫行為の代わりになる行動を取っていることが多い

　強迫行為が行えない場合，その強迫行為に代わる行動を取っていることが多いです。たとえば，親しい人に，「私は犯罪者ではないよね？」「私は，同性愛者ではないよね？」と確認をする，インターネットで，凶悪犯罪者や同性愛者について調べるといった行動を取っていることがあります。

頭の中でずっとぐるぐる考え続けてしまう

　想像型強迫は，頭の中だけでずっとぐるぐると考え込んでしまう強迫

的反芻とよばれる状態が頻繁に起きます。たとえば，「自分は，恋人のことを好きじゃないのではないか？」などのような考えがずっと頭の中に浮かび続けてしまいます。この答えのない問題について考えこんでいる状態は，強迫観念と強迫行為が交互に起こっている状態であると思われます。

6. 強迫症の症状はどうして悪化してしまうのか？

きっかけはささいなもの

　多くの強迫症の方は，ちょっとした「気がかり」から症状が始まります。たとえば，トイレから出るときに，「手は綺麗かな？」と思って洗い直す，家を出るときに「戸締まり大丈夫かな？」と思って確認するなどです。このときは，まだ「洗い直したから大丈夫」「もう一度確認したから大丈夫」という感覚が残り，嫌な感情は残りません。

強迫行為がだんだんと習慣化してくる

　そのうち，強迫行為を行うことが習慣化してきます。「汚れたかな……手を洗っておこう」「なんかぶつかったかな……ちょっとみておこう」などのように，無意識に強迫行為を行います。このような過程を通して，強迫観念と強迫行為が結びついていきます。自分の中に，強迫観念が浮かべば強迫行為を行えばいいという習慣が刷り込まれていくのです。

恐怖／嫌悪対象に対して過敏になる

　強迫行為が習慣化してくると，強迫観念が起きやすい刺激に対して過敏になってきます。たとえば，以前は，トイレから出たときも「ちょっと汚れているかな……」程度の強迫観念でいた人が，だんだんと「実はかなり汚れているんじゃないかな……」と考えるようになり，「今すぐに，手を洗わないと汚い，耐えられない」と感じるようになります。以前は，近所に出かける際は鍵の確認はせずに外出できたのに，近所に出かける

際も「ちょっと気になるなぁ……」という感覚が出てくるようになります。

強迫行為が増える

恐怖対象に対する過敏性が高まってくると，より強迫行為をするようになります。たとえば，「もう少し，手を洗ったほうがいいかも」「あと，もう1回くらい洗ったほうがいいかも」「あともう1回くらい，確認しておこう」「写真に撮って確認しておこう」などです。この段階までくると，恐怖対象に対する過敏性が増してきているため，強迫行為を何度もしないと強迫観念が消えなくなってきます。そして，だんだんと強迫行為をしても強迫観念が一時的にしか消えない状態になり，この段階までくると仕事や生活に支障が出てくることがあります。

対象が広がる

恐怖対象に対する過敏性が高まると，今までは気にならなかったものに対しても気になるようになっていきます。ふと「これで大丈夫かな？」「綺麗かな？」などのように疑問に思った瞬間にそれを無視できなくなってしまうためです。たとえば，トイレから出るときだけ，手が汚いなと感じるなどのように症状が限定的だったとしても，ふと「もしかして，外の空気も汚いかも……」と思った途端に，恐怖対象が広がってしまいます。車を運転しているときだけ，後ろが気になっていた人が，歩いているときも「ぶつかったかもしれない」と気になるようになってきます。このように恐怖対象が広まることで，生活での制限がとても大きくなっていきます。

強迫行為のバリエーションが増える

　手洗い・確認などの強迫行為を繰り返しても，なかなか不安感が取れなくなってくると，強迫行為を工夫することで，なんとか強迫観念を消そうと考えるようになっていきます。たとえば，手洗いだけで安心できない人は，周囲の人に手が綺麗かどうかを聞く，インターネットで〇〇は綺麗かどうかについて調べる，洗った回数を尋ねる，洗う順番を決めるなどさまざまなことをします（再保障を求める行動）。また，頭の中でもそのときの映像を思い出して確認するようになります（頭の中の強迫行為）。

強迫観念を押さえ込もうとする

　強迫観念は，浮かぶだけでも苦痛になるため，頭の中で強迫観念をコントロールしようとします。気を紛らわしたり，考えないようにしたり，目の前のことに集中をしようとしたりします。頭の中から完全に強迫観念を締め出そうとするのです。しかし，そうすると余計に頭の中に強迫観念が浮かびやすくなり，内容も鮮明になってきます（思考制御）。

回避行動をはじめる

　強迫行為を行うことは，だんだんと苦痛になっていきます。そうなると，強迫行為を行わなくてすむように，強迫観念が浮かびにくいような環境を作ろうと思うのです。たとえば，車を運転する際は，妻を隣にのせて運転する，外から帰ってきたら，そのときの服を捨てる，外出時はトイレにいかないなどです。このようなルールが生活をどんどん制限していきます。このような回避行動によっても恐怖／嫌悪対象に対して過敏になっていきます。

7. 強迫行為を頭の中でやってしまうこともある

　強迫症の中でも7割の方が，頭の中で強迫行為を行っています。心の中で行う強迫行為は，目にみえないことが多いため，他人には分かりません。ここでは，代表的なものを紹介します。

メンタルチェッキング

　最も有名なものは，メンタルチェッキングと呼ばれる頭の中での確認です。これは，確認強迫の人に多い強迫行為です。今までの行為を振り返って，大丈夫であることを確認する，手順を守ったことを思い返して安心するなどのことを行います。

お祈り

　お祈りをするというものがあります。これは，縁起強迫の人に多い強迫行為です。たとえば，「不幸」と頭に浮かんだら，「神様……神様……」と心の中で唱えるのです。

特定のものを繰り返す

　似たようなものに特別な数字，イメージ，単語を心の中で繰り返すというものがあります。これも，縁起がよい数字やイメージを繰り返すことで，嫌悪的なイメージをかき消そうとします。

数を数える

　歩数を数えるなど，自分の行動の数を頭の中で数える，部屋にある椅子の数を数えてしまうなど，目にみえるものの数を数える行動です。整理整頓強迫でよく現れます。

リスト化する

　これは，自分が不安なものをリストアップすることで，漏れがないようにする行為です。行動する順番，汚れたものを洗う順番，確認する順番などをリストアップします。

自分で再保証する

　洗浄強迫の方であれば，汚染物質の感染ルートを考えて，目の前のものが綺麗だと自分に言い聞かせます。たとえば，家の人が洗っていない手で触ったものを把握しており，目の前にあるものが汚れていないと自分に言い聞かせたりします。他にも，自分自身で心配しないでよい理由を考え，なんとか自分を説得させようとする行為もあります。たとえば，「3 回も確認したのだから，絶対間違いはないはずだ」と心の中で，自分自身に言い聞かせるなどがあります。

嫌悪的な映像をかき消す・精神的な取り消し

　想像型強迫の方で多いのが気を紛らわそう，考えないようにしようという強迫行為です。想像型強迫は強迫観念が頭にこびりついて離れない状態です。そして，この強迫観念を浮かばないようにしよう，この考え

に取り合うという行為すべてが強迫行為になります。

行動の計画を立てる／イメージする

　頭の中で，これから行おうとする行動の計画を立てる，イメージを繰り返し行います。整理整頓強迫に多い強迫行為です。何かの動作をはじめるときに生じやすい強迫行為です。自分の計画・イメージ・タイミングに納得がいかないと，納得がいくまで動きを止めて，頭の中で繰り返し強迫行為を行ってしまうこともあります。

最適な方法を考える／優柔不断

　ものを買う，ゴミを捨てる，予約を取る，なんらかの選択をするという場面で最適な方法を考え続けるものです。買った方がいいのかどうか，どちらがよいかについて最適な結論を得ようと，頭の中で考え続けてしまいます。

8.　同じような考えがぐるぐるまわる（反芻）

　反芻とは同じような考えが頭の中にずっと浮かび続けている状態です。たとえば，「ちゃんと手を洗ったのだろうか？」「私は犯罪者なのだろうか」などといった疑問が頭の中に浮かび，ああでもない，こうでもないと考え続けている状態です。

　この反芻は，強迫観念と心の中で行う強迫行為が交互に行われている状態だと考えられています。特に疑問を振り払おうとする，なんとかコントロールしようとする，答えを出そうとするといった行為がこの反芻を維持させているのです。

　この反芻は，想像型強迫に非常に多いのですが，他のタイプの強迫症でも起きます。特に手洗い，確認，やり直しなどの目にみえる強迫行為が行えない場合にこの反芻が起きやすいです。

9. 安心できる材料を探し求める
（再保証を求める行動）

　強迫行為だけで安心を得られない場合は，安心できる材料を探してしまいます。よくあるのは，①家族などの身近な人に対して確認や保証を求める，②カウンセラー，機器を作ったメーカーの人など専門的な知識を持った人に質問する，③インターネットの質問サイトや口コミなどをチェックしたり，本を読んで調べるなどです。

　これらの行為は，強迫症を維持する強迫行為と同じような行動です。さらに，このような行為は，一度だけでなく何度も繰り返して行うことも多いのです。次第に，このような保証がないと安心できなくなってしまいます。

「同じような質問を繰り返す」も再保証を求める行動

　「自分が正しく理解しているか不安」「本当に安心できるのか分からないので，保証してほしい」などの理由で同じような質問を繰り返してしまいます。

　たとえば，仕事のやり方を聞いた場合に，「○○という場合は，どうしたらいいんですか？」「××が起こった場合は，どうすれば？」「□□とは，どう違うのですか？」などのように何度も似たような質問を繰り返してしまうのです。そして，自分が思いつく疑問を全部解消しなければ落ち着かなくなってしまいます。

10.　家族を巻き込んでしまう

　苦手なこと・不安なことが起きないように，嫌な出来事を避ける回避行動，手洗い・確認などの強迫行為，身近な人に保証を求める再保証を求める行動の症状は，家族を巻き込んでしまいます。

　回避行動の例としては，汚いものを家や部屋に持ち込ませない，家族が部屋にあるものに触れるときには手を洗ってもらう，外出時には家に残って火事が起きないかをみていてもらうなどがあります。このようなことを家族に「守ってほしいルール」として示されることもあります。

　強迫行為を直接的に手伝わせることもあります。たとえば，お風呂でみえない背中を洗ってもらう，昨日の行動を教えてもらう，家族が言った言葉をもう一度言い直してもらうなどがあります。

　家族に質問をすることで，安心を得ようとすることもあります。たとえば，「コンセントにプラグが入ったままで火事にはならないのか？」「家に帰ってきて手を洗ったのか？」「テーブルの上にあった水滴はなんなのか？」「普通は，何回くらい確認をするのか？」などです。

11. 強迫症の考え方の癖

　強迫症の考え方の癖としては次にあげる6つの特徴があることが知られています。これらの考え方の癖をどの程度持っているかは，強迫症のタイプによっても，その人によっても違います。

責任の過大評価

　確認強迫の方が持っていることが多い考え方の癖です。「鍵を確認し忘れると家に泥棒が入りお金が盗まれるのではないか？」という心配を例に考えてみます。家に泥棒が入る要因は鍵が開いている以外にも無数にあります。角部屋であることや，昼間に人気がない場所であることなどです。住んでいる場所の土地柄もあります。また，泥棒に入られたからといって鍵の確認を怠ったことを責められることはなかなかありません。どんなに頑丈な高級住宅でも泥棒に入られてしまうことはあります。しかし，強迫症の方は，一つの責任を大きく見積もってしまう傾向があります。

可能性・影響力の過大評価

　恐ろしいことが生じる可能性，恐ろしいことが起こったときの影響力を大きく考えてしまう考え方の癖です。たとえば，交通事故を起こしたとして，交通事故に気がつかないという確率は非常に低いでしょう。しかし，気がつかない確率が非常に高いような気がしてしまうのです。また，手を洗わずに病気になってしまった場合，必ずしも危険な病気になるとは限りませんが，非常に危険な病気で影響力が大きいと感じてしまいます。

頭にふっと浮かんだことが大事なことだと思う／
考えたことが現実になる

　強迫観念は，なんの脈絡もなく頭の中にふっと湧いて出てきます。このような現象は強迫症だけでなくともよく生じる現象なのです。しかし，強迫症の方は，このような思考をとても重要なものだと考えてしまいます。たとえば，同性をみたときに「カッコいい」と思ったとします。性指向が同性でなくても，同性に対して「カッコいい」と思うことは，一度や二度くらいはあるでしょう。しかし，「自分が同性に対して，カッコいいと思うことには，何か深い意味があるにちがいない」と思ってしまうのです。

　さらに強迫症の人は，自分が考えたことが，現実に起こっているような感覚になります。たとえば，「手が汚いものに触ったかな？」と考えると，「私は，本当に汚いものに触った」という感覚がしますし，「何か知らない間に，お店のものを盗んだのではないか？」と考えると，「私は，本当にお店のものを盗んだ」という感覚がします。悪い想像を考えてしまうと，その想像したものが実際に起きているような感覚になります。

考えをコントロールしようとする

　「考えたことが現実になってしまう」に代表されるように，強迫症を持っていると，ふっと浮かんだ考えが非常に苦痛になります。無視できなくなるのです。そのため，その考えをコントロールしようと，目の前のことに集中して強迫観念を振り払おうとしたり，教えないようにしたり，押さえ込もうとしたりします。

曖昧さ不耐性

　曖昧な状況が非常に苦痛になり，耐えられないという特徴もあります。たとえば，洗浄強迫では，得体のしれない水滴に触るのが怖い方がいます。しかし，「水道水だよ」と言われると，触れたりします。逆に，「汚い水だよ」と言われると，触ることは嫌ですが，少しホッとするのです。そのため，家の中にあるものや身の回りのものの，「綺麗」「汚い」の区別が非常にはっきりとしています。同じように，縁起強迫の方も，「縁起がよい」「縁起が悪い」の区別は非常にはっきりとしています。

　この曖昧さ不耐性が生み出す強迫行為として「繰り返し同じことを質問する」というものがあります。「自分がはっきりと理解していない」ことは曖昧な状況のため，質問をすることで曖昧な状況をなくそうとするためです。たとえば，薬の用法や家電の安全性などを繰り返し質問したくなります。

　またこの曖昧さ不耐性が，反芻を引き起こすことも分かっています。たとえば，「汚いものとすれ違った際に，汚いものに触れたかどうか」「人にぶつかったどうか」「自分は犯罪者になるのかどうか」などは，実際には確かめようがないことが多いので曖昧な状況になるのです。そのため，このような疑問に答えを出そうとして反芻が起きます。

完全主義

　「すべてを完璧な状態にし，ミスがない状態にしておきたい」というのが完全主義です。「間違ったことはしたくない」「完璧な解決方法を知りたい」「完全に症状を取り去りたい」といった考え方の背景には完全主義が関わっています。ほんのわずかでも「不潔である」「危険性がある」と感じると，それは「不潔である」「危険である」とみなす考え方もこ

の完全主義からきています。

　この考え方の癖は強迫行為をしている際にも出てきます。「強迫行為が手順通りに行われないと，強迫行為を行った気がしない」という感覚です。手順が入れ替わっただけでも，何かモヤモヤしてしまい手順通りの強迫行為をやり直そうとしてしまいます。

12. 強迫症によって
日常生活の何が苦しくなるのか？

　強迫症の日常生活での大変さは，強迫行為が止められないだけではありません。強迫行為以外での苦痛もたくさんあります。

生活の制限が増える

　強迫症の症状が強くなると，強迫行為をしなければならない状況が苦痛になるために，「○○はできない」という形で，行動の制限が出てきます。たとえば，「外出はできない」「外出するときは，汚れてもいい服を着て，家に帰ったらすぐに洗濯する」という形です。このような結果，強迫行為を行う時間は減っていくことがあります。しかし，一方で，行動の制限が増えるのです。この行動の制限のために学校・仕事などに影響が出てしまいます。

先を読んで行動して疲れてしまう

　強迫症が長くなるほど，何が苦手で，どうしたら強迫観念が浮かびやすいのか分かってきます。そのため，家の中で汚れそうなことをしてからお風呂に入る，玄関を出るときに，火の元を確認するなどなるべく強迫行為をしなくてすむように生活を考えるようになります。

　このような生活が続くと，常に生活の先を読んで生活をしなければいけなくなります。外出するのに，2日前から手順を考えたりすることもあります。自分では考えたくないけれど，先を読んで行動しなければ強迫行為が増えてしまうため，仕方なくやってしまうのです。

予想外の出来事で不安になる

　常に先を読んで行動をしているので，日常生活において予想外の体験をする確立が高くなります。そして，予想外の出来事ですぐ不安になってしまいます。そのとき，「もしかしたら，あれも汚れているのかも……」と不安・心配の対象が増えることもあります。

「リスク」に弱くなる

　強迫症の症状の中心には「リスクに弱くなる」というものがあります。「もしかすると，手が汚れているかもしれない」「もしかすると，落としものがあるかもしれない」「もしかすると，自分は犯罪者かもしれない」などのように，「もしかしたら……」と考えてしまい，リスクに対して，弱くなってしまうのです。

第2章

強迫症を治療する

　強迫症への治療は，SSRI（選択的セロトニン再取り込み阻害薬）と呼ばれる抗うつ薬を中心とした薬での治療と認知行動療法の2つの方法があります。本書では，認知行動療法について紹介していきます。

認知行動療法で治療をしていくために

　まずは，自分の症状にあわせて，強迫症を理解し，どのような認知行動療法をしていけばいいのかを学んでいきます。

家族の方には？

　強迫症は，家族の負担も大きい病気です。同時に，家族の関わりも非常に大切になる病気です。家族が強迫症と認知行動療法についてしっかりとした知識を身につけ，本人に関わっていくことがとても大切です。

1. 強迫症を維持する仕組み

　強迫症は，行動の習慣，考え方の癖など，いくつかの悪循環を起こしている症状があります。まずはこの悪循環について知ることが大切です。

強迫行為を行う

　強迫症の中心的な症状は強迫行為です。強迫行為は強迫観念によって生じる不快感を取り除こうとして行います。強迫行為が習慣化してくると，『強迫観念がほんの少しでも出てくると，強迫行為をしなければいけない』という衝動に取りつかれるようになります。

　強迫行為を行うと，強迫観念を生み出す刺激に対して耐えられなくなっていきます。たとえば，手洗いを1回すれば不安がなくなっていた状況で手洗いを3回しなければ不安が取れなくなります。このように同じ状況であっても不安が高まってしまいます。

　そして，「私の不安・心配は正しい」という誤った考えも強めてしまいます。たとえば，「手を洗ったから病気になることが防げた」「確認をしたから，安全が確保された」といった考えが強くなってしまうのです。

強迫観念をコントロールしようとする
（思考の重要視／思考のコントロールへの関心）

　強迫症の方にとって，「手が汚れているかもしれない」という強迫観念は，無視できないものです。そして，考えたことが実際に起こるような感覚（思考の重要視）も出てくるために，無視をして，紛らわそうとします（思考のコントロールへの関心）。しかし，強迫観念は無視し，

コントロールしようとするほど，頭に浮かぶ頻度が大きくなり，嫌な感覚は強まってしまいます（思考抑制）。

嫌なものをなんとか避けようとする（回避）

　強迫症状が長く続くと，強迫行為をしないようにするために，嫌なものを避けようとします。汚れる場所にいかない，外出はしない，包丁は持たないなどさまざまな状況を避けるようになります。さまざまな状況を避けるようになると，余計に不安な出来事に耐える力が弱くなってしまいます。

自分の心配が正しいとする証拠に注目する（注意バイアス）

　「手を洗わなければ病気になる」「家を出るときに確認が不十分だと火事になる」と心配しているとき，この心配を正しいとする情報にばかり注目してしまいます。手を洗わずに病気になった人，火事のニュースばかりが気になり，「私の心配は正しい」と余計に思い込んでしまいます。

過剰な心配が正しいと思い込む
（拡大された責任，脅威の拡大視）

　人は，危険を予測して自分の行動を変える生きものです。実際に予想した危険が生じない場合は，「危険ではない」と考え方を修正していきます。しかし，強迫観念に対して強迫行為で対処してしまうと，「強迫行為をしたから危険が回避できた」と考えてしまいます。そのため，強迫行為をしなかったときに生じる自分の責任の大きさ（拡大された責任），問題が生じる確率，問題が生じたときの影響の大きさ（脅威の拡大視）などに関する考え方の癖が修正されないままになります。

曖昧な状況に耐えられない
（不確定性への非耐性／完全主義）

　強迫症の考え方の癖としては，「綺麗か汚いか分からない」「安全・安全でないか分からない」「手を洗ったかどうか分からない」「確認したかどうか分からない」などの曖昧な状況に耐えられないというものがあります（不確定性への非耐性）。そのため，曖昧な状況をなくそうとして，強迫行為をもう一度したり，保証を求めようとしてしまいます。たとえば，「手を洗ったかどうか怪しいから，念のために手を洗っておこう」とわずかなリスクに耐えられなくなるのです。曖昧な知識では不安になり，専門家に質問をして正しい答えを得ようとする傾向も出てきます。

　また，あらゆる問題に対して完璧な解決策を求める完全主義もあります。中途半端を嫌い強迫行為に納得がいかなければ最初からやり直し，強迫観念を完全に消し去りたいと考えてしまいます。

2. 強迫症を治療する方法：曝露療法

　強迫症を治療する上では，曝露療法が最も効果があります。曝露とは自分が苦手で避けているものにあえて直面することです。たとえば，「汚いものに手を触れる」「包丁などの危険なものを持って街を歩く」「バチが当たりそうな行動を取ってみる」などがあります。

曝露療法の目的とは？

　曝露の目的とは，恐怖・嫌なもの・曖昧なものに対して耐える力を身につけていくことです。この耐える力が伸びていくと自然と強迫行為がおさまっていきます。

曝露療法のメリット・デメリット

　曝露療法を用いるメリットは，第一に薬と同じように効果があることです。第二に，強迫症は残念ながら再発しやすい病気で薬物療法のみで改善すると再発しやすく，薬物療法のみで改善した方は，再発しそうになった際に，曝露療法の技術を習得していないので簡単に再発してしまいます。

　反対に曝露法を用いるデメリットとしては，非常に根気がいることがあげられます。曝露療法は継続して取り組めないとうまく改善できません。特に一人でやると，モチベーションを維持し続けることに苦労します。そのために家族などで取り組むといった工夫が必要になります。

3. 不安階層表を作ろう

　自分自身で曝露の計画を考えられるようになることが，強迫症の回復にとても重要になります。

避けている状況・行動を書き出す

　曝露を考えていく上では，避けている行動に挑戦していく必要があります。強迫症を持っていない人が普段している行動のうち，『自分ができないこと』が避けている行動になります。たとえば，『公衆トイレを使う』という行動は多くの人がしています。しかし，その行動ができないのであれば，避けている行動です。また，『強迫行為をしないとどうなりそうか？』と考えることで，自分が避けているものがみえてくることがあります。

　たとえば，公衆トイレに座る，鍵を確認せずに外出する，包丁・ハサミ等を持ち歩く，罰当たりな行動・マイルールに違反した行動をとる，同性の人と話すなどです。

　強迫症が長くなると，避けていることが日常的になってしまい，なかなか自分では分からない場合もよくあります。そのため，家族に聞いてみるのもよい方法です。

点数をつけて表にしよう

　この避けている状況・行動をリスト化したものが不安階層表になります。その避けていることを実行したときの恐怖・嫌悪感を 0（苦痛がない）〜 100（苦痛が最大）の間で点数をつけていきます。この点数のことを

SUD（主観的障害単位）と呼びます。

　たとえば，

```
100：トイレの便座に触れる
 70：家の玄関の床に触る
 60：自分の部屋の床に触る
```

などのように書き出します。

ときどきは，点数をつけなおす

　治療がある程度進んだ後にもう一度同じ評価を行います。そうすると，治療がうまくいっていれば，SUD の値が変化していきます。たとえば，トイレの便座に触れる 100 → 60 のように変化をしていきます。このように変化を記録していくことが，治療を継続するモチベーションに繋がります。

4. 曝露の課題を選ぼう

　それでは，不安階層表から一つ選び，実際に曝露の計画を立ててみましょう。このとき，どの項目から始めたらいいのかと悩むと思います。最も曝露療法の効果が高まるのは，SUD の点数が高い項目と低い項目をバラバラに挑戦することです。曝露療法の効果が弱まるのは，SUD の点数が低いものから順番にすることです。続けて同じ項目に挑戦するよりは，日によって挑戦する曝露の内容を変えた方がよいと言われています。

　曝露は毎日，同じ曝露をし続けると，慣れるスピードは早いのですが，それでは「非日常」という感覚が強まってしまいます。たとえば，遊園地でジェットコースターを乗りまわした日は，ジェットコースターに慣れますが，別の日に乗ろうとすると不安感は戻ってきてしまいます。これは，ジェットコースターを乗りまわした日が，特別な日だったという感覚があるからです。「あの日は，気分がハイだったから，ジェットコースターに乗れたのだ」と思ってしまうかもしれません。そこで，なるべく日によって内容を変え，より日常的な状態で曝露をしていくのです。そうすると，曝露によって得られた体験が定着しやすくなります。

5. どんな曝露をするかを計画する

　曝露の方法は，実際に避けている状況を体験する現実場面曝露，最悪なイメージを想像する想像曝露，避けている身体感覚を起こす内部感覚曝露の三つがあります。

　現実場面曝露では，トイレの床に触る，確認をせずに立ち去る，包丁を人に向ける，呪いの言葉をつぶやく，ものを散らかす・ぐちゃぐちゃにするなどがあります。

　想像曝露は，強迫行為をしないと起こる最悪の未来を書いた文章を録音して何度も聞きます。最近は，スマートフォンに録音することも多いです。この場合は，目を閉じてヘッドフォンやイヤフォンで聞くと効果的です。もしくは，紙に書き出して何度も読み上げます。

　内部感覚曝露では，全力で走ってドキドキする，回転する椅子の上に乗ってぐるぐるまわる，服をくずして着るなどがあります。

　曝露は現実場面曝露が最も効果が高いので，現実場面曝露ができないかをまず考えてみるとよいでしょう。また，これらの三つの曝露を同時にできないかと曝露の計画を立てていくことも大切です。

　たとえば，睡眠が足りずに頭がぼんやりした状態で，かばんの中に包丁を入れて，人通りが多い場所で，人を刺殺しているイメージを何度も思い浮かべるなど複数の曝露を組み合わせるとより効果が高まります。

6. 曝露をすると何が起こるか予測してみる

曝露をすると何が起こるか予想を書き出す

　次に曝露をした結果，起こりそうなこと（ネガティブな予測）を書き出します。たとえば，「包丁を人に向けると，その人を刺殺してしまうだろう」「手を洗わずに食事をすると病気になるだろう」などです。

　ネガティブな予想が当たるかどうかは，すぐに分かるものもあれば，分からないものもあります。たとえば，「包丁を人に向けると，その人を刺殺してしまうだろう」は，すぐに結果が分かります。一方，「手を洗わずに食事をすると病気になるだろう」は，明日病気になるかもしれませんし，10年後かもしれません。このようにすぐ結果が分かるもの，分からないものの両方を書き出せるといいでしょう。

　強迫症になると，恐ろしいことが起こる確率と影響力を高く見積もってしまいます。たとえば，「包丁を人に向けると必ず刺してしまうし，致命傷を与えてしまう」と思ってしまいます。そこで，曝露を通して，「包丁を人に向けると刺してしまう可能性は思っていたよりずっと低いし，万が一，包丁が人にあたっても致命傷を与えるほどの影響力はないのだ」という本当に起こることを知っていく必要があります。

　ただし，曝露を通して100%の安全が得られるわけではありません。たとえば，「包丁を人に向けて，人を刺さない」という保証は誰にもできないのです。強迫症になるとこの「わずかな可能性」がとても苦痛になります。曝露のもう一つの目的は，この「わずかな可能性（リスク）」に対しての耐性を身につけていくことにあります。

曝露がどれくらい苦しいのだろうか？

　強迫症の症状として「回避」があります。この回避が起こる背景には，「自分が避けていることをやると，とてつもない苦痛が出て耐えられないだろう」「すぐに強迫行為をしてしまうだろう」という感覚があります。実際，曝露は苦痛ですし，日常生活では強迫行為はなかなかやめられません。しかし，実際は，「強迫行為をやめるよりも，曝露をする方が達成できる可能性は高い」のです。そのため，「どれくらいの苦痛が生じるだろうか？」「どれくらいの時間，曝露に耐えられるのだろうか？」と予測してみましょう。飛び上がるぐらい苦しむか，5 分くらいで手洗いをしないとダメだと思ってしまうのか，10 分くらいでパニックになってしまうのかなどです。苦痛の強さを SUD として点数で予測してもよいでしょう。

曝露は，新しいことを学ぶ過程

　曝露とは，新しいことを学ぶ過程です。たとえば，「床」という存在が，かつては恐れなくてもいい対象だったのに，現在は恐怖の対象になってしまうのが強迫症です。そこに新しく，「床を恐れなくてもいいのだ」という新しい床との関係を学び直す過程なのです。
　新しい学びを促進する要素に「驚き」があります。驚きとは，「自分の予想と実際に起こったことがズレる」ということなのです。曝露をすることによって新しい発見や驚きがあることで，学習は進んできます。予測を立てるのは，この「驚き」を得る方法になります。

予測を書き出さないとどうなるのか？

　従来は，予測を書き出すことはしない曝露が中心でした。しかし，そ
れでは曝露によって学ぶことが狙いとはずれてしまうことがあったので
す。たとえば，「床に触る」という曝露を行った場合，「床は，触っても
大丈夫」ということを学ぶとよいのですが，場合によっては，「この床
は，しっかり掃除をしてあるから，触っても大丈夫なくらい綺麗なのだ」
のように間違った学習をしてしまう可能性があります。このように思う
と，さらにたくさんの曝露を繰り返す必要があり，とても効率が悪いの
です。

7. 曝露の効果を弱めるものを書き出す

　曝露の効果を弱める要因がいくつかあります。せっかく勇気を出して曝露をしたのに，曝露の効果を弱める存在があると，曝露をしているのに症状がよくならないといった結果になってしまいます。

強迫行為

　曝露をしている間に強迫行為をしてしまうと，「強迫行為をしたから大丈夫だった」という間違った学習をしてしまいます。たとえば，「汚いものに触ったけれど，その後で手を洗ったので病気にならなかった」「鍵は確認しなかったけれど，家を出るときにまわりをみたから大丈夫だった」「呪いの言葉を言ったけれど，後で『嘘』と唱えたので大丈夫だった」などのように，曝露という体験としては不十分になってしまいます。曝露をしている間は，強迫行為を止める必要があります。このような曝露と強迫行為をしないという方法をセットにして曝露反応妨害法と呼びます。

気ぞらし／精神的強迫行為

　気ぞらしとは，「目の前のことに集中しよう」「強迫観念を忘れよう」などのように気を紛らわそうとする，強迫観念をコントロールしようとする行動です。強迫行為は，目にみえる行為なので分かりやすいのですが，この「気ぞらし」も強迫行為とほぼ同じ行動です。
　また，頭の中で行ってしまう強迫行為もあります。特に曝露中は，「どう考えたら自分が楽になるのか？」といろいろ考えてしまいます。たとえば，「これは，綺麗だと考えよう」「人を本当に刺してしまったなら，

警察から連絡が来るだろう」などのように自分をなんとか安心させるような言葉を考えてしまいます。これらは，すべて強迫行為になってしまいます。

安全信号

　安全信号とは，安全を保証する目印になるようなものです。たとえば，「ホテルの床は清掃が行き届いているから綺麗だ」「家に誰かいると，出火したとしても止めてくれるから安心だ」「セラピストと一緒にいれば，いざというときに助けてくれる」「お薬を飲んだ状態であれば，不安には耐えられる」「前に同じ曝露をしたから，大丈夫なはずだ」などのようなものです。これらの安全信号がある状態で曝露を行うと，この安全信号がないと不安になってしまいます。

8.　曝露のコツ

"あえて" を大切にする

　「手を洗わずトイレから出る」「お風呂で体を洗うときに洗う回数を減らす」「家を出るときに確認をせずに外出する」を曝露の課題とするのは，あまりよくありません。これらは，日常の生活で強迫観念が起こるとき，強迫行為をしたくなる場面で曝露をしようとしている課題です。このような課題では，強迫観念・強迫行為を我慢するだけになりやすく，曝露を達成することが難しくなります。また，曝露が達成できたとしてもなかなか改善しません。「あえて，便器に触ってみる」「あえて，ガスの元栓を開けたまま外出してみる」とすることが大切です。"あえて" 曝露を行った場合は，日常生活での体験とは違い，"意外に平気" であり，曝露が達成できることが多いのです。まずは，"あえて" 曝露をすることができるようになってから，日常生活で自然に出てくる症状に曝露していくようにしましょう。

曝露中に体験していることを声に出してみる

　曝露中にするとよい行動を一つあげるとすると，体験していることを声に出してみることです。「怖い」「嫌だ」「辛い」などさまざまな感情が出てくると思います。これらを声に出してみましょう。そして，自分が苦しんでいるものに注意を向けることが，とても大切です。

強迫観念をコントロールしようとしない

　曝露中に，「手を洗いたい」「火事にならないかな」「バチが当たらないかな」などのようにさまざまな考えが出てくると思います。これらの強迫観念が出てくると，その強迫観念をコントロールしようとします。

　しかし，今までみてきたように強迫観念をコントロールしようとすることも強迫行為と同じような行動なのです。コントロールしようとしている自分に気付いたら，自分が体験していることにもう一度目を向け，どんな苦しさがあるのか観察し，声に出してみましょう。

以前の曝露での経験を思い出して
気持ちを落ち着けないようにする

　曝露をする際に，「前にできた課題だから，できるはず」と考えるのはよいですが，「前にこの曝露をしても大丈夫だったから，大丈夫なはずだ」と考えてしまうと曝露の効果は減ってしまいます。曝露は常に，目の前にある恐怖・嫌悪・リスクに耐えられる経験になる必要があります。そのため，「今度はどうなるか分からないけれど，やってみよう」と思う方がよいのです。

曝露中にたくさんの恐怖・嫌悪を体験する

　曝露をしている中でも恐怖・嫌悪の体験を繰り返し体験した方が効果的だと言われています。トイレの床を触るという場合でも，何度も触って嫌な体験を繰り返す方が効果的です。またその中で，恐怖・嫌悪を繰り返し体験する方がよいと言われています。

曝露は連続して，いろいろな課題に挑戦した方が効果的

　曝露は連続して，いろいろな課題に挑戦してする方が効果的です。た
とえば，道を歩いている人に対して呪いの言葉を心の中で唱えた後に，
「神様なんていない」と口に出して，お守りを踏み潰すなどのように連
続させて曝露をしていきます。このような曝露を繰り返すことで，不安
に耐える力は伸びていきます。

　不安階層表でも，下から順番にするより手あたり次第にバラバラに
行った方が効率もよく曝露の効果も高くなります。

さまざまな刺激にチャレンジする

　同時にさまざまな刺激に対して曝露をしていくことも効果的です。た
とえば，「トイレの床を触る」という曝露を行うにしても，さまざまな
トイレの床を触ってみることが大切です。そうすると，「このトイレは
触れる」から，「どんなトイレにも触れる」に変化していきます。

　特に曝露は「治療者と一緒なら曝露できる」というように一緒に曝露
する人が条件になりやすいのです。まずは誰かと一緒に曝露し，最終的
には「一人でも曝露できる」にしていくことが大切です。

9. 曝露に関するよくある質問

曝露の後に強迫行為をしてしまったら
どうしたらよいですか？

　強迫行為をしてしまったからといって曝露の効果がまったくなくなってしまうわけではありません。むしろ，「強迫行為をしてしまったから曝露の効果はなくなってしまった」と考える方が曝露の効果はなくなってしまいます。曝露とは新しい経験であり，経験がなくなることはありません。

　そして，強迫症は強迫行為が止められない病気だということを思い出しましょう。強迫観念が出てきたときに強迫行為を我慢しようとするのは，誰にとっても難しいことなのです。強迫行為をしてしまった自分を責めないようにしましょう。

　また，余裕があれば曝露をもう一度やり直すことが考えられます。曝露をした後に手洗いをしてしまった場合は，もう一度，曝露のときに触れたものに手を触れてみるのです。これは非常に効果があります。強迫観念には負けてしまっても，曝露をもう一度すると乗り越えられることがあります。

　さらに曝露のやり方を工夫してみましょう。曝露の後に強迫行為が可能な場合は，どうしても強迫行為をしてしまいます。たとえば，洗えるものだけを汚している，どこで何をしたかを完全に覚えているなどです。このような場合は，強迫行為ができないように，すべてのものを汚してしまう，洗えないものまで汚してしまう，どこで何をしたかが分からないくらいまでに曝露を続けるといった工夫が考えられます。

どうして，普通の人がしないようなことまでするのですか？

　普通の人がしないような内容にまで挑戦しないと強迫症状がよくならないことがあげられます。特に，本当に怖いと思っているものに曝露しなければ，再発しやすいと言われています。

　二つ目の理由として，いざというときに，その行動が取れないと生活の制限がなくならないためです。たとえば，トイレの床に触ることができばければ，トイレにスマートフォンを落としてしまった場合に拾えなくなります。そうなるとトイレに入ったときに，スマートフォンを落とさないようにあれこれ考えてしまい生活に支障が出てしまいます。

曝露と強迫観念に耐えることは違うのですか？

　「曝露をしたときは耐えられるけれど，強迫観念がふっと出てきたときは耐えられません」「曝露の感覚と，強迫観念にとらわれているときの苦しさは違う」とおっしゃる方はとても多いです。このような体験からも分かるように，自ら避けている刺激に触れる曝露と，強迫観念が浮かんでいることにただ耐えることは違うのです。

　ちなみに，強迫観念は，特定の状況によって出現することも多いのですが，侵入思考と呼ばれるように「ふっと頭に浮かぶ考え・イメージ」の方が多いのです。このような侵入的な状態にあるときに最も苦痛が高まります。

曝露をしても恐怖感が減りません

　曝露を行っても，必ずしも直線的に恐怖感が減っていくわけではありません。逆に，「曝露をすると恐怖感が減っていく」と覚えておかない

方がよいです。「曝露をすると恐怖感が減っていく」と覚えておくと，曝露をすることで恐怖感が減ることを期待しています。そのため，実際に減らない場合に驚いてしまい「曝露をしても，恐怖感が減らない」と強く学んでしまいます。

　このような問題が起こっている場合は，曝露の回数が問題になっていることがあります。たとえば，トイレの床を触ったあとに不安が減るまで待っているのです。このようなときは，何度もトイレの床を触ってみたり，別のトイレの床を触ったり，トイレの他の場所を触ったりするなど曝露を繰り返す方がよいでしょう。曝露は，時間をかけるより回数を増やした方が効果があります。

　また，同じような理屈で，「一度曝露できたものは二回目に曝露をした際に恐怖感が減る」と考えない方がよいです。たとえば，ある日にトイレの床を触ったとして，次の日にトイレの床を触って同じような恐怖感が出てきて，恐怖感が減らないということはよくあります。これも，「以前に，曝露をしたから，今回は慣れているはずだ」という期待が生じてしまい，目の前の現象に驚いてしまうのです。

どこまで強迫症を治療すればいいのですか？

　強迫症によって出てくる心配・不安などの考え，強迫行為の合計時間を1日に30分以内にすることが治療の目標です。強迫症の診断基準では1日1時間以上，強迫観念・強迫行為があることが目安になります。しかし，30分以内を目標にした方が再発しにくいでしょう。また，逆に強迫の症状を完全になくそうとしてしまうと，完全に症状をなくすことに時間を費やしてしまうことになります。

　また，強迫症は長くなってくると回避の症状も増えてきます。その場合は，強迫行為に使っている時間は相対的に減り，心配に時間を費やす

ようになります。たとえば,「床にものを落とさないか」「家を空けると
火事の心配が出るので,ずっと家にいよう」と考えて生活しているなど
です。この時間も強迫症にとらわれている時間だと考えて下さい。

10. もう一つの認知行動療法：行動実験

　強迫症への認知行動療法として，曝露療法の他に行動実験と呼ばれる方法があります。行動実験とは，自分が心配をしていることが本当に起こるかどうかを実験して試してみるという方法です。

　本書ですでに紹介した曝露は，正確には制止学習による曝露と呼ばれる方法になります。これは，従来からの曝露をしながら強迫行為をしない曝露反応妨害法と行動実験を組み合わせた曝露になります。しかし，曝露へのハードルが高い場合，この行動実験をしてみるとよい場合があります。

行動実験では，予測が正しいかを実験を通して検証する

　行動実験の具体的な方法としては，心配していることを書き出します。たとえば，「目の前の人に心の中で呪いの言葉を言うと，目の前の人が死んでしまうのではないか」「街を歩いていると，鞄からいつのまにか，持ちものが落ちてしまうのではないか」などです。このとき，心配していることが起こる確率を書き出してみるとよいでしょう。

　次に，この心配が本当に起こるのかどうかを実験して確かめてみます。たとえば，「目の前の人に心の中で呪いの言葉をつぶやく」「鞄の口をあけて，鞄を振りまわしてみる」などです。その結果，自分の予測が当たったかどうかを調べるのが行動実験になります。

曝露を含む行動実験と曝露を含まない行動実験がある

　曝露を含む行動実験というのは，すでに述べた曝露療法のことです。

たとえば，「汚いものを触って，本当に病気になるのかどうかを知る」「ナイフを持つと，本当に人を刺すかどうかを知る」というものです。これは，曝露の課題でもあり，心配を検証するという行動実験の要素もあります。

　一方で，ここで紹介する行動実験には，曝露がほとんど伴いません。たとえば，「鞄を振りまわしてみて，どれくらい強く降れば鞄の中身が落ちるのかを調べる」「分厚い本を車で踏んでみて，ドライバーは気付くのかを調べる」などを行います。このような曝露を含まない行動実験の場合は，不安に直面せずに試してみることが可能です。

行動実験がうまくいかない場合

　ただし，行動実験がうまくいかなくなる場合があります。それは，行動実験の結果に対して，意外性がなくなるときです。たとえば，「鞄を振って，ものが落ちるかどうかを調べる」という行動実験の場合，最初の 1 ～ 2 回程度は，自分の予測が外れ，驚いてしまうかもしれません。この行動実験が，『実験結果が予測でき，安心するから試してみる』という状態になっていくと行動実験は効果がなくなってきます。

　このような場合は，行動実験の条件を変え，もっと自分が気になっていることや心配するような条件にしていきます。たとえば，「鞄を振る」以外にも，「鞄を振りまわす」などを試してみるのです。それでもやはり，うまくいかない場合は，曝露に挑戦していく必要があります。

11. 洗浄強迫に対する曝露療法

洗浄強迫のＡさん（30代　女性）の治療

　Ａさんの治療は，まずは床に触ることから始めました。床に触ると，「手に汚れがついて，その手でご飯を食べると病気になってしまう」「床なんて触ってしまうと，すぐに手を洗わないと耐えられない」と曝露に対する怖さがありました。そこで，セラピストと家族が一緒に床に触った手で，パンを食べてみせるところから始めました。最初は，「そんなことしたら，病気になってしまう」と不安がっていましたが，何度か繰り返すうちに，「床に触った手で食事をしても，思ったより病気になることはないのだな」と思えるようになってきました。そこで，自分でも床に触ってみることにしました。最初は床に触ることにとても抵抗していましたが，何回も触っていると，「触っても，嫌な感じは，そこまで出てきません」と言うようになりました。そこで，その手で頭，顔，携帯，財布，バックなどを触ってもらいました。「家に帰ったらすぐに洗濯したいです」と苦しい気持ちを話していましたが，何度も同じことをしてみると，「この床だったら，大丈夫な気がします」と話すようになりました。そこで，今度は外の道や床，土，ゴミ箱，トイレの床などのさまざまな場所を触り，その手で自分の顔や持ちものを触ってもらうようにしました。最初は，カウンセリング後には家に帰って手洗いをしてしまうと話していましたが，何度も繰り返すうちに，「気にならなくなった」と話すようになりました。そして，床に落ちたものも，いつのまにか拾えるようになっていました。

洗浄強迫への曝露

　洗浄強迫の曝露は汚いものに触り，いろいろなものを汚していくということになります。たとえば，トイレの床を触り，その手で自分の服や頭などを触り，自分が汚したくないものも汚していきます。特に洗えないものは必ず触るようにします。すべてのものを完全に汚しきってしまうように汚れを広げていきます。

　触るものは，公共施設のドアノブ，ゴミ箱，ゴミ捨て場，トイレの床，便器，地面，砂場の砂や花壇の土，生肉などです。その他にも，粘土やスライムなどの触った感触が嫌なものも触っていきましょう。

　このとき，繰り返したくさんの種類のものに触れていくことが大切です。触るのが嫌なもの，触っても大丈夫なもの，いろいろなものに触れていきます。触ったときの手の感覚，自分の中から湧き上がる感情にも注意を向けていきます。声に出して表現することもよいでしょう。

　たくさんのものを一度に触ると，何をどう触ったか覚えられない状態になります。この状態を作り出すことが，強迫行為への衝動を阻止してくれます。

綺麗か汚いかどちらか分からないものにも触る

　曝露としては，汚いものに触ることが大事です。さらに，「綺麗か汚いかどちらか分からないものに触る」ということもやっていく必要があります。強迫症の考え方の癖で紹介した曖昧なものに耐えられないという癖があるからです。この曖昧なものを避けるために，「これは綺麗なのか汚いのか」を判断しながら生活をしています。しかし，日常生活でそのような判断を毎回しているととても疲れてしまいます。そのため，どちらか分からないものも触っていくのです。たとえば，正体不明の水

滴，なんのシミか分からないシミなどにも触れていきます。

　同時に，綺麗なものと汚いものを交互に触り，「綺麗・汚い」の区別をなくしていくようにしていくことが大切です。このような区別が洗浄強迫の生活を制限してしまうからです。そのため，綺麗だと隔離している自分の部屋やベッドなどにも汚れた手で触り汚していきます。

洗浄強迫に対する行動実験

　洗浄強迫の人に多い心配事として，「手を洗わないと病気になる」「何か悪いことが起こる」というものがあります。このような心配事に対する曝露を伴わない行動実験の例として，家族に手を洗わないで食事をしてもらう，汚いトイレを使った人がその後に病気になったかどうかを聞いてみるなどがあります。

　また，「血に触れると HIV に感染する」「お風呂場のマットなどに触れると水虫に感染する」などの感染に関する心配に関しては，「○○すると感染する」と予測を立てて調べてみるという方法もあります。洗浄強迫の方は，感染が成立する条件に関して誤解がある場合が多いのです。

　さらに，「○○は汚い」「○○を触った後は，洗わなければならない」などのイメージが強い場合もあります。この場合は，汚いと思っている公衆トイレをどれくらいの人が使っているのか，自分が汚いと思っているものを人がどう扱っているのか，人は地面に落ちた食べものを食べたりしているか，食べるとどうなるのかなどを調べてみることが役に立ちます。

　「汚れが一度ついたら落ちない」「汚染物質と触れたものは，汚染される」という考え方の癖があります。この心配が正しいかどうかを調べるために，クイズ式で，汚れているかどうかを当ててもらいます。たとえば，机の上に汚れを落とし，台拭きなどで１回だけ拭き取ります。その

後，目を閉じた状態で，机の上を触ってみて，どこが汚れているのかを当てるのです。同じように，床に落としたペンなどで，机の上を触ります。その後，目を閉じて，どの部分がペンに当たって汚れた部分なのかを当てるのです。

　ただし，これらのことを調べすぎると再保証を求める行動になってしまい，綺麗・汚いや安全・危険といったとらわれが出てきますので，ほどほどにしておく必要があります。

手洗い・入浴の時間を短くする

　洗浄強迫の方は，手洗い時間が長い，入浴の時間が長いことで困る方が多いです。しかし，どれだけ頑張っても，なかなか時間が短くならないと思います。それは，強迫症が強迫行為を止めることが難しい病気であり，日常生活における手洗い・入浴の際には，その影響が強くでてしまうためです。そのため，最初のステップは，洗浄行為が必要ない場面で，簡略化した手洗い・入浴を行い，「まだ，やり足りない」「洗えた感じがしない」という感覚に対する曝露を行うことが重要になります。その際は，①手順を省く，②手順をバラバラにすることで曝露を行います。

　また，手洗い・入浴の前に触ったタオルに，洗い終わった後に触る，洗剤などをほんの少し手に取り，それを広げる曝露を追加で行います。そうすると，手洗い・入浴にかける時間が減ってきます。その後，手洗い・入浴の時間を記録しながら，減らしていきます。

洗浄行為の目的は感染防止

　一般に，洗浄をする目的は，感染防止です。逆に言えば，感染を防ぐことができれば洗浄行為は必要ないということになります。たとえ

ば，洗浄強迫でよくある強迫観念として，HIV に関するものがあります。HIV の感染経路は，「性的感染」「血液感染」「母子感染」の三つが中心です。そのため，これ以外の方法では感染しません。たとえば，HIV 感染者とキスをするなどの行為では感染しないのです。このように病気に対するイメージから強迫行為が起こっている場合もあります。感染に関する正しい知識を身につけることも必要です。

過剰な洗浄行為はかえって不潔になることが多い

　洗浄強迫では，「汚い」「不潔」といったイメージに基づいて洗浄行為を行います。そのために，洗浄行為がかえって不潔になってしまうことがあります。たとえば，過剰な手洗い・手指のアルコール消毒により，皮脂が落ち，手荒れが生じてしまうこともあります。顔の脂を拭き取りすぎた結果，皮膚が余計に脂ぎった感じになってしまうこともあります。不自然な洗浄行為は自然の自浄作用を壊してしまうのです。また，消毒をするためにアルコールを散布しすぎた結果，余計にカビが生えてしまうということもあります。このような状態にまで強迫行為がひどい場合は，かえって専門的な正しい知識を知った方がよい場合があります。

「嫌悪」は，好き嫌いから生まれる感情

　洗浄強迫は，「不安」感情ではなく，「嫌悪」感情に苦しむことが多いタイプです。「触っても何も起きないのは分かっているけれど，触るのが嫌」という方も多いのです。この「嫌」という感情には特に理由がありません。この「嫌悪」は文化的な背景に影響を受けて作られる感情であると言われています。たとえば，日本人にとって納豆，タコ，海苔は普通の食べものですが，欧米では嫌いという人も多いのです。このよう

に，「嫌悪」はイメージによって作られた感情なのです。これを逆手に取り，自分が苦手としているものを周囲の人がどんなふうに扱っているのかをみてイメージアップを図ることも役に立つ場合があります。

　たとえば，昔ながらの掃除の仕方や，アンティーク家具などを触ってみる，使っている様子を実際にみることも役に立ちます。それも，いろいろな人の行動を観察してみるのです。動画サイトで掃除のプロがどのようにしているかをみることも役に立ちます。洗浄強迫の方がする洗浄行為は掃除のプロですらしない行為なのだと腑に落ちることや，自分よりも簡素な方法で綺麗になったというイメージが嫌悪感を克服するのに役に立つことがあります。自分が苦手にしているものについて調べてみることで，愛着がわき嫌悪感が和らぐこともあります。たとえば，便がどのように作られているのか，なぜ茶色をしているのか，病気はどのように発症するのかなどです。特に自分が嫌いなものを大切にしている人の話をたくさん聞くことで，嫌悪感が和らぐことが多いです。

12. 確認強迫に対する曝露療法

確認強迫の B さん（20 代　男性）の治療

　B さんの治療は，まず家を出るときの確認の順番をバラバラにして，本当に確認もれが生じるのかを調べる所から始めました。その結果，確認の順番を入れ替えても，途中で声をかけられて中断しても，見落としが発生することはありませんでした。また，一つひとつの確認の動作がとても長かったので，1 秒で確認を終わらせると確認もれが起こるか調べてみました。その結果，確認の秒数が 1 秒でも確認もれが出ないことが分かりました。次に，ガスの元栓を開け，電気をつけ，水道の蛇口を確認せずに外出する練習をしてみました。最初は，不安で家に早く帰りたい気持ちもありましたが，何度も繰り返し行うことでその不安感は次第に和らいでいきました。車も鍵をかけずにスーパーに買いものに行く練習をしてみました。最初は，不安でしょうがなかったのですが，次第に買いものもできるようになりました。

確認強迫への曝露

　確認強迫の曝露は，火の元・鍵の確認をせず，電気をつけっぱなしで家を出る，自分の個人情報を書いた紙をたくさん捨てる，人通りが多い市街地を車で運転し続ける，人にぶつかりそうなほどの人混みがある場所を歩くなどがあります。

　確認強迫は，自分が加害者になる場合，被害者になる場合の二通りあります。両方心配になる方もいます。その場合は，両方の曝露をする必要があります。

「確認しないで○○する」という
曝露ばかりしているときは注意

　確認強迫の曝露で，「確認しないで○○する」という内容ばかりをあげている場合は要注意です。というのも，このような課題の組み方は曝露になっていない場合が多いからです。たとえば，「後ろを振り返らずに，人混みの中を歩く」「火の元を確認しないで家を出る」などです。このような「確認しないで○○をする」は，日常生活の中で経験するようなことばかりが並びやすいのです。つまり，曝露の強さが足りないのです。むしろ，「人混みの中で，人にぶつかってみる」「火の元栓を開けっ放しにして外出する」などの方がよいです。ただし，自己責任でやる必要があります。

予測がどれくらい当たるのか？

　確認強迫の方は，問題が生じる確率と問題が起こったときの影響の度合いを大きく見積もる考え方の癖がありました。曝露をする中で，これらの予測が実際にはどうなったのかを検証していくことがとても大切です。
　特に確認強迫の方は，最悪なことを恐れてしまいます。しかし，世の中には，「車で人にぶつかったけれど，ほとんど怪我はなかった」「コンセントのプラスチックが焦げた」「保険証を落としたけれど，悪用はされなかった」ということもあります。最悪なことを恐れるあまり，このような出来事があることに注意がいかなくなるのです。曝露をすることで，

このように本当に問題が起こる確率が分かり，影響の度合いにも小さい
ものから大きいものまで幅があることを知っていくことが大切です。

想像曝露もやってみる

　確認強迫は，将来起こることが怖いために，実際に体験できないこと
も多いのです。そのため，想像曝露もやっていく必要があります。想像
曝露は，最悪のストーリーと呼ばれる，自分が一番経験したくない将来
を書き出したストーリーを読み上げ，スマートフォンに録音して，繰り
返し聞くというものになります。

　たとえば，「ある日，電気をつけっぱなしにしてしまい外出してしま
う。その日に，テレビのコンセントから出火して，家が燃えてしまう。
家にたまたまいた親戚が燃えていることに気がついて，火を消そうとす
るが,消せずに逃げ遅れて死んでしまう。火事は隣近所の家にも広がり，
マンション全部を燃やしてしまう。消防車も住宅街でたくさん来ること
ができず，マンションが全部燃えてしまうまで，みんなはただみている
しかない。その後,私はみんなから火事のことで責められ,『私のせいだ』
と毎日のように自分を責め続け,ついにはうつ病になり自殺してしまう」

　特に確認強迫の人は，「頭に浮かんだことが本当に起こる」という感
覚が強いのです。たとえば，「鍵が開いているかもしれない」とふと浮
かぶと，本当に鍵が開いているような気がするのです。そのため，「鍵
が開いている」と何度も心の中でイメージをする，人を殺している想像
をしながら街を歩くことも想像曝露になります。想像曝露では，このよ
うに恐ろしい想像を何度もすることで，どんな悪い想像をしても，それ
が現実になるとは限らないということを学んでいきます。

確認強迫への行動実験

　「パソコンへの数値入力を間違えたかもしれない」「人を突き飛ばしたかもしれない」「ものを落としたかもしれない」などの強迫観念が生じている場合は，わざと間違いを起こしてみることも役に立ちます。たとえば，「パソコンへの数値入力を間違えると何が起こるのか？」「人を思いっきり押すと何が起こるか？」「鞄を思いっきり振りまわすと何が起こるのか？」などを試してみることも有効です。確認強迫ではこのように，「○○が起こったときに，本当は何が起こるのか」を知らないことがよくあります。

　自分が体験できない火事や交通事故の場合は，動画サイトを探してみることも役に立ちます。たとえば，電源プラグから発火，交通事故のドライブレコーダーなどの動画をみることは役に立ちます。

　ただし，実験は繰り返し何度も行っても役に立ちません。理由は，何回もやると「驚き」がなくなるからです。この実験をしても症状が取れない場合は，この実験を続けることが強迫行為に発展する可能性もあるので注意が必要です。

強迫行為としての確認はリスクを減らせず，コストがかかる

　確認行為は，リスクを減らすためには有効な方法で，日常生活のあらゆる場面で使われています。工事現場，医療現場，書類の確認など仕事上，確認が必要な場合も多いでしょう。しかし，強迫行為としての確認行為には，これらのリスクを減らすためにほとんど貢献しないか，確認行為をすることでかえってコスト（費用）がかかってしまうのです。

　たとえば，「データの入力間違いを減らすために確認する」という場合，同じ人が何回も確認しても，間違いをみつける確率はかなり低いのです。

これは，人間が前に確認した内容を頭に残しているために，確認する作業を邪魔するからです。そのため，仕事において確実にミスを減らす必要がある場合は，人を変えて確認を行うダブルチェックを行います。つまり，確認を何度してもミスを発見する可能性は低く，時間ばかりがかかってしまいます。

リスク・マネージメントと強迫症は違う

　仕事の中で確認することが定められていない場合に，確認してミスを防いでしまうと，職場で確認が必要だと認識されないという事態が生じます。リスク管理の視点からは，ミスをたくさん出し，職場全体として対策を考えた方が，総合的にはミスが減ります。つまりミスに対して個人で対応するのではなく組織で対応するのです。

　リスク・マネージメントは強迫症と違い，なんらかのデータや経験に基づいています。たとえば，工場では不良品の発生率，医療現場では医療事故の発生件数，自動車事故では事故の発生状況の統計等のデータに基づいているのです。しかし，強迫症の心配は想像による心配であり，正確なデータや経験に基づいていません。もしくは，「鍵が開いていたことがある」などの失敗やミスに注目しすぎて（注意バイアス），リスクを考えてしまいます。

強迫症の心配は，心配する視点や順番が違う

　確認強迫の方は，再保証を求める行動として，「コンセントは発火しないのか？」「人をひいたときに，気付かないことはありうるのか？」などの視点で情報を集めてしまいます。しかし，火事を防ぐ，事故を防ぐ視点で考えるのであれば，「火事の出火原因のランキング」「事故を起

こしそうな状況・場所」という視点で情報を集める必要があります。このような「ずれ」に気付くことも役に立ちます。

13. 整理整頓強迫に対する曝露療法

整理整頓強迫のＣさん（30代　男性）の治療

　治療の最初は，服の着こなしを崩すことから始めました。最初は，もやもやするとＣさんは話していましたが，財布の中身をぐちゃぐちゃにするなどのように治療を進めていくと，もやもやする感覚も少しずつ収まっていきました。また，水道の蛇口やペッドボトルの蓋などを固く閉めてしまう行動に対しても，少し緩めてどうなるかを試してみました。その結果，水が落ちてこないこと，こぼれないことが分かりました。他にも，服の着方や，歩き方など手順にこだわりがあるものは，その順番を変えて，もやもやするやり方で何度も服を着てもらったり，歩いてもらったりしました。そして，順番をぐちゃぐちゃにしても，特に問題がないことを実感してもらいました。また，家の本棚や調味料の配置なども，ぐちゃぐちゃにしてもらいました。最初は，もやもやする気持ちが強かったのですが，次第に「並べ替える時間が減って生活がしやすくなった」と実感するようになりました。

整理整頓強迫に対する曝露

　とにかく，もやもやする行動を繰り返すことが曝露になります。たとえば，読み直せないほど速くたくさんの文字を見る，とにかく文章を打ってメールを送る，自分がやりたくない手順でメガネをかける，道順を歩

くなどです。

　整理整頓強迫は，日常生活の中のあらゆる場面で出ていることが多い強迫です。人によっては，歯磨き，洗面，食事，歩く，着替えるなどの場面でも生じます。お札の向きや，パソコン・スマホなどの機械の操作なども多いです。

繰り返し嫌な感じを体験することが大切

　整理整頓強迫は，日常の中でもやっとしたときに，特定の動作をやり直してしまうことも多いです。この「もやっとした感覚」は強迫観念になります。この「もやっとした感覚」が出たときに我慢するという方法は，あまりうまくいきません。そのため，この「もやっとした感覚」を積極的に体験する必要があります。

　たとえば，道を歩いているときに，「もやっとした感覚」が出る人は，わざともやっとする感覚が出る道ばかりを選んで歩いてもらいます。1日に何度も，この「もやっとした感覚」を経験していくのです。

納得を追求する VS 時間　のバランスを頭に置いておく

　整理整頓強迫は，他の強迫症のタイプと違い，強迫行為をした方がスッキリするために，強迫行為をしたいと思う人が多くいます。そのため，「やり直す・整理整頓すること」と「時間が取られること」のどちらを優先したいのかを常に考えるようにする必要があります。

整理整頓強迫でも予測が立てられないか考えてみる

　整理整頓強迫の人でも，ときに手順通りにしないと，何かが起こると

思っている場合があります。たとえば,「お財布の向きを揃えていないと,ぱっとみたときに枚数が数えられない気がする」「もやっとした道順で歩くと,道を間違えそうな気がする」などです。このような場合もあるので,整理整頓強迫だからといって,曝露をしたら何が起こるかを予測することは大切です。

縁起強迫に対して

　縁起強迫の場合は,不謹慎な言葉・人を呪うような言葉を言う,お守りなどを踏むなどの行為が曝露になります。縁起強迫の場合は,とにかく縁起が悪いことをしていくことが大切です。

縁起がよい悪いは文化によって違う

　縁起がよい数字は,文化によって違います。日本では,「4」,「9」などが縁起の悪い数字とされますが,キリスト教の文化圏では,「13」になります。逆に,「4」が十字を連想するために縁起がよいとする文化もありますし,日本でも四つ葉のクローバーと言えば縁起がよいイメージですね。「9」も中国では縁起のよい数字です。日本でも,「馬九行久(うまくいく)」という言葉があります。このように縁起のよし悪しは,かなりイメージだけで作られていると知っておくことも役に立ちます。

後知恵バイアス／コールドリーディング／バーナム効果を知る

　後知恵バイアスとは,「悪いことが起こりそう」だと考えると,ちょっとした悪い出来事でも,「やっぱり当たった」と考えてしまう人間の特

性です。縁起強迫は，このような後知恵バイアスによっても自分の心配が正しいと思ってしまいます。そのため，曝露をした際の予測で「何か悪いことが起きそう」と予測すると危険です。必ず，具体的な内容を予測するようにします。もしくは，「人に死ねと心の中で唱える」のように，特定の悪い事象を起こすような曝露を考えていくことがこつです。

　また，占い師のコミュニケーションのテクニックとしてコールドリーディングというものがあります。たとえば，「あなたは，いま心に悩みを抱えているように感じます」と占い師が言うと，「そうなんです。実は……」と悩んでいることを打ち明けて，さも占いが当たったかのようにみえます。このコミュニケーションのテクニックがコールドリーディングです。占い師などはこのテクニックを利用して，占いが当たるようにしています。

　また，占いなどは，「あなたは，とても優しい側面を持っています」などのように曖昧に書かれています。そのため，「当たっている」と思いやすいのです。このような現象はバーナム効果と呼ばれています。このような現象で占いはできていることが多いのです。

14. 想像型強迫に対する曝露療法

想像型強迫のＥさん（20代　女性）の治療

　Ｅさんの治療は，同性愛の人の手記を読むところから始めました。同性愛を持つ人がどのようにそのことに気付き，どんな悩みを持ちながら生活しているのかを学んでいきました。最初は，「自分も本当の同性愛者になってしまうのではないか？」と怖かったのですが，読み進めていくうちに，「自分の悩みとは少し違う」という感覚が増えていきました。特に，「同性愛者だからといって，すべての同性に対して好意を抱くわけではない」という点に気がつきました。その後，ショッピングモールの女性向けの洋服店などをまわってみました。そこで，女性店員と話してみるなどの課題を行いました。最初は，「ドキドキしてしまったらどうしよう」という不安がありましたが，なんども行ううちに，「自分は同性に対して恋愛感情が浮かぶことはない」という実感が出てきました。さらに，女性と二人っきりでエレベーターに乗ることにもチャレンジしてみました。最初は，「自分は性的暴力をふるうかもしれない」と不安になっていました。何度も，課題を行ううちに，「性的暴行をしているのかもしれないし，してないかもしれない。でも，エレベーターに二人で乗ることはできる」と話すようになりました。

想像型強迫に対する曝露

　想像型強迫症の曝露は，同性愛者向けのポルノ動画をみる，同性と手を繋ぐ，包丁などを持って街を歩く，恋人に「私はあなたのことが嫌いだ」と言う，同性愛者のブログを読むなどになります。

曝露の対象が分かりづらいときのヒント

　想像型強迫は，強迫観念が浮かばないように回避することが難しい症状であることが多いです。そのため，「ずっと頭の中に自分自身への疑いがあって，何を避けているのか分からない」という方も多いと思います。そのときは，いまの状態でやりたくない行動は何か？　と考えていくとみつかることが多いです。

曝露の対象は「曖昧さ」

　想像型強迫の曝露の対象は，「曖昧さ」です。というのも，想像型強迫症に特徴的な反芻は，この曖昧さに耐えられないことから生まれるからです。「自分が犯罪者かどうか分からない」「性同一性障害なのか分からない」「彼氏にふさわしい人間かどうか分からない」という状況に対して耐性を身につけていくことが曝露になります。

　ただし，曖昧な状況に我慢するのではなく，積極的に曖昧な状況を体験していくことが曝露になります。そのため，包丁を持って歩く，同性の人と手を繋ぐ，彼氏とデートをするなどの具体的な状況が曝露には必要になります。

強迫観念が浮かんでも平気を目指す

　想像型強迫症では，浮かんできた強迫観念を振り払おうとして余計に強迫観念が浮かびやすくなる，思考コントロールによる悪循環が多いです。この思考コントロールが浮かぶ背景には，強迫観念が浮かぶと現実のように感じる，思考の重要視があります。そのため，曝露を通して，「強迫観念が浮かんでも平気であり，強迫観念は浮かびっぱなしでもいい」という感覚に到達することが大切です。

自分の属性が変わってしまうのか？ を知る

　想像型強迫症の人の多くは，自分の属性に関する強迫観念が中心になります。犯罪者であること，同性愛者であること，自分が恋人にふさわしい人間ではないことなどはすべて自分の属性に関することです。曝露の課題として，挑戦してみたことを通して，自分の属性が変わってしまうのかを知っていくことはとても重要なことです。

　たとえば，犯罪者にはならない人でも，「人を殺したくなる」という考えや気持ちがふっと浮かぶ人はいます。同性愛者でなくても，同性に対してドキドキすることはあります。想像型強迫症の方は，「人を殺したくなる」とふっと浮かぶと，それは，「自分が犯罪者であることを意味する」と考えてしまうのです。曝露を通して，頭にふっと浮かぶことと自分が犯罪者であることは違う事柄なのだということを学んでいきます。

想像型強迫への行動実験

　想像型強迫の方は，殺人犯がどんな動機で人を殺すのか，どれくらいの攻撃をすれば人が死ぬのか，セクシャル・マイノリティの人たちがど

のように自分自身のことに気付くのかを知らないことがよくあります。これも，予想・イメージを書き出しておき，実際に手記などを読んで，実際に起こっていることと突き合わせることはとてもいい行動実験になります。

15. 曝露を通して学ぶ二つのこと

さまざまな曝露の例をみた後，今一度曝露とは何かを考えてみましょう。曝露を通して学ぶことは二つあります。

自分の心配がほとんど当たらないということを学ぶ

強迫症が生み出す心配は，ほとんど当たりません。しかし，実体験がないので自分の心配が本当であるかどうかを見破れないのです。曝露という体験を通して，自分の心配が当たらない，心配しなくてもいいのだと学んでいきます。

リスクに耐えられる力を学ぶ

人生にはリスクがつきものです。たとえば，あなたが大病を患っているとしましょう。主治医が，「手術を受けなければ，あなたは1年後に死ぬでしょう。しかし，手術を受ければ，95%の確率で助かります」と言ったとします。このとき，5%の手術が失敗する確率におびえて，手術をするメリットを選べなくなるのが強迫症の考え方なのです。また，悪魔の証明という言葉があるように，「問題がない」「リスクが0だ」とは誰も証明できないのです。それにもかかわらず，「問題があるかどうか」「リスクが0なのか」と考えてしまうのです。

曝露によって学ぶもう一つのことは，このリスクに耐える力になります。もしかすると，曝露の結果，よくないことが起こるかもしれません。しかし，それでも曝露を通して生活の自由を手に入れていくことが回復に繋がります。

16. 普通はどうするのか？ではなく 生活に便利かどうかで考える

　強迫症になると，「普通の綺麗という基準が分からない」「人によって安全と危険の基準が分からない」と困ってしまうと思います。たとえば，「外から帰ってきたときに手を洗うことは普通でしょうか？」「車から降りたときに鍵を確認するのは普通でしょうか？」のようなことが分からなくなり，不安になると思います。強迫症の症状である「曖昧な状態に耐えられない」ことから，このような疑問に苦しみます。そして，この種の質問の答えを探すためにいろいろな人に質問したりインターネットで調べたりします。これらの行動は，再保証を求める行動なのです。人に質問したり，インターネットで調べるほど，さまざまな意見に触れ不安になってしまいます。この問題を整理するために，リスク（危険性）とメリット（利便性）がてんびんにかけられていると考えるとよいです。

リスクとメリットのバランスで行動を考える

　多くの人が，電車，バス，飛行機，自動車などの公共交通機関を利用すると思います。しかし，公共交通機関はときとして事故にあいます。電車も脱線することがあるし，自動車もよく事故にあいます。しかし多くの人はこれらの交通機関を利用しようとします。それは，リスクよりもメリットの方が大きいからです。このように人間は，リスクとメリットをてんびんにかけて行動しているのです。

　強迫症は，考え方の癖で紹介したように，「恐ろしいことがよく起こる」「その影響力はとても大きい」と思う癖があります。そのため，わずかなリスクに振りまわされて，生活が不便になっている状態といえます。

たとえば，「公衆トイレに行くと病気になるかもしれないので，公衆トイレには行かない」「包丁を持つともしかすると人を刺すかもしれないので，包丁は持たないようにする」などです。これを，「公衆トイレは綺麗なのかどうか」「包丁を持つのが安全なのかどうか」で考えてしまうと，答えが出ません。それよりも，「公衆トイレを使えると便利だ」「包丁が使えると生活が便利になる」のように，生活する上でのメリットを中心に考えていくようにします。

「危険が100％ないと分かればできます」では意味がない

　強迫症になると，このように危険がないことを完全に保証されないとできないことが増えます。たとえば，「家に帰ってきたときに，手を洗わなくても病気にはならない」と100人の専門家が全員言えば少しは安心するかもしれません。しかし，そんな保証は現実的にはありえないことです。しかも，100人の専門家の中で一人でも「絶対安全とは言い切れない」と言ってしまうと不安になってしまいます。

　曝露の本当の目的は，このリスクに耐えられる力を伸ばしていくことにあります。リスクはあっても，メリットを選べるようにするために曝露を行い，リスクに耐えられる力を身につけていくのです。

「普通の○○のやり方」がもはや分からなくなった

　強迫症が長くなってくると，いろいろなことを考えすぎた結果，「トイレに行ったら手をどのように洗ったらいいのか分からない」「確認をした方がいい場所，しなくてもいい場所が分からない」という状態に陥る場合があります。このような状態になると，「どんな方法が生活に便利だろうか」という視点で考えることが難しくなってしまう場合があり

ます。このときは，周囲の誰かに手洗いの方法，確認をした方がいい場面を決めてもらった方がよいこともあります。

17. 強迫観念が頭から離れない場合の対処法

　強迫症の治療において，強迫観念だけを我慢するという方法は，まず
うまくいきません。なぜなら，強迫観念をコントロールしようとすると，
強迫観念が出やすくなり，強迫症を悪化させてしまうからです。

強迫観念が異常なわけではない

　強迫症の人は強迫観念をなくしたいと思うあまり，強迫観念が異常な
のだと無意識に思っています。しかし，人が生活する中で「汚れている
かもしれない」「人をつきとばすかもしれない」と強迫観念のようなも
のが頭に浮かぶことは異常ではありません。何かに集中しているとき
に頭の中に変な考えが浮かんでいることもあります。強迫観念の治療の
ゴールは「強迫観念をなくすこと」ではなく「浮かんでいても大丈夫」
と思えるようになることです。

曝露をしていても，突然の強迫観念には苦しむ

　曝露を実践しており，苦手な刺激に慣れが生じていても，強迫観念に
襲われた場合は，耐えられない方が多いです。これは，曝露の方法が間
違っているわけではありません。強迫観念の性質によるものです。

最もよい方法は，その場で曝露すること

　強迫観念と取り合うと症状が悪化することを分かっていても，強迫行
為を我慢し，考えないようにすることはとても難しいことです。むしろ，

その場でなんらかの曝露をしてしまう方がよいです。たとえば，「手が
きちんと洗えていないかもしれない」と浮かんで苦しんでいる場合は，
その場にあるさまざまな触れたくないものに触っていくのです。

強迫観念を振り払おうとすると悪化する

　強迫観念が出現した際に，強迫行為をすると症状の悪循環にはまって
しまうことは知られていますが，じつは強迫観念をコントロールしよう
とする，紛らわそうとする，考えないようにするなどの行動によっても
強迫観念が出てきやすくなってしまいます。

　ただ，強迫観念は無視しようとしてもできるものではありません。か
つては，強迫観念が出てきても，その心配を先延ばしにする方法，吹き
飛ばす方法などが試されていたことがありましたが，なかなかうまく
いきませんでした。本来は，「強迫観念が出てきても，何もしない」「強迫
観念をコントロールしないようにする」ということができればよいので
すが，それはとても難しいのです。この問題を解決するためには，曝露
をしていくことが必要なのです。

身体感覚を落ち着ける

　強迫観念が苦しいとき，身体の感覚として「身体がほてっている」「ド
キドキが止まらない」「ざわざわする」などの身体感覚が出現します。
この身体感覚が強迫観念をより苦痛なものに変えてしまいます。そのた
め，強迫観念ではなく，身体感覚を落ち着けるようにさまざまな工夫を
してみると耐えられるようになることがあります。

どうしてもできない場合は……

　どうしても，強迫観念に耐えることができない場合は，さっさと強迫行為をやってしまって，直後か後日曝露するのも方法です。たとえば，「家のドアの前の鍵をちゃんと閉めたかどうか気になる」と浮かんで苦しんでいる場合は，家の鍵のドアを確認した後に，鍵を開けたり・閉めたりして，どちらか分からない状態で外出をするという方法も考えられます。

18. 強迫症が治ってくるとどういう感覚になるか？

気にならなくなる

　強迫症が治ってくるとどのような感覚になるのでしょうか？　一言で言えば，『気にならなくなります』。たとえば，トイレから出てくるとき，家の鍵を閉めたときに，何も感じません。人によって表現は違いますが，「どうでもよくなった」「慣れた」「何も感じない」という感想もよくあります。「そんなふうになるのか？」と，思われるかもしれませんが，症状を詳しく調べてみると，一つ二つは，気にならなくなったことがみつかることが多いです。

強迫行為はしなくてよくなる

　「気にならない」と同時に起こってくる変化は，「強迫行為をする必要性が感じられない」という変化です。「気にならない」ので，強迫行為に対してとらわれなくなってくるのです。

　この状態までくると，曝露にはそれほど苦痛が生じなくなってきます。一方で，ときどき頭の中にふと浮かんでしまう強迫観念にとらわれる状態は続きます。曝露中は強迫行為をしようとは思わないけれど，ふと頭に強迫観念が浮かんだときは，どうしても強迫行為をしてしまうという方も多いです。ただ，次第に無視できるようになってくる時間が増えてきます。

　曝露療法の効果がない人は，まずいません。治療の早い段階で，セラピストと一緒に曝露療法を体験しておくと，『曝露療法は嫌だけど，治る・よくなる』という体験が得られると思います。『曝露療法って効果があ

るの？』から『曝露療法は，嫌だけど，治る・よくなるかも……』という気持ちになるだけでも，随分その後が違います。

19.　曝露がどうしても怖い，嫌だというとき

　研究上，曝露はすべての人に効果があるわけではありません。ただし，その場合，さまざまな実践上の問題が隠れていることがほとんどです。よくあるのは，曝露の強さが足りないというものです。曝露の強さが足りなければ，どうしても症状が改善していきません。

　逆に，「曝露がどうしても怖い，嫌だ」と思っているとき，その曝露をすれば症状が改善する可能性がかなり高いといえます。どうしてもできない課題が目の前にあるというのは，むしろ運がいいといえます。

一緒にサポートしてくれる人が大切

　曝露が怖い場合は，一緒に曝露をしてくれる存在がとても重要になります。それは，親，家族，セラピストなどさまざまな存在がいるでしょう。これらの存在が一緒に曝露に付き合い，手本をみせてくれると，曝露のハードルがとても下がります。

曝露する対象に対するポジティブな感情を増やす

　曝露で行う行為は，実際にはほとんど危険がない行為になります。もし，曝露をする前に，『危険だ』『危ない』という感覚が強い場合，事前に自分がする行為が危険ではないと知っておくことが役に立ちます。たとえば，家族に実際に曝露と同じ行為をしてもらう，自分が怖がっているものを他の人がどう扱っているかをみて学ぶ，感染等に対する正しい知識を身につけるなどです。曝露を含まない行動実験を繰り返すことで，自信がついて曝露できるようになることもあります。

また，曝露する対象に対する嫌悪感が強い場合は，その対象についてのポジティブな情報を知ることで，嫌悪感が緩和されることもあります。たとえば，洗剤の製造・開発に関わっている人の話を聞く，昆虫の生態について知るなどです。自分が好きな芸能人・尊敬する人が，普段どうしているか？を知ることで，嫌悪感が減ることもあります。

20.　曝露をしたが，うまくいかない場合

強迫行為はがまんしているが，曝露をしていない

　まずは，これを疑いましょう。曝露は，自分が苦手とするものに直面しなければいけません。苦手なものに直面せずに，手洗いの回数を減らす，確認の数を減らすというのは，治療の経過としてはよいかもしれませんが，曝露を真にしていることにはなりません。これが，「嫌な経験を毎日しているのに，どうして慣れないのか？」という疑問にも繋がっていきます。

後で強迫行為をしている

　一度，曝露療法をすると決めたら，最低 3 時間は続けてみましょう。よく，「汚いものを触ったとしても，家に帰ってお風呂に入るからいいや」などのように，「後で強迫行為ができるから今は曝露が苦しくない」という場合があります。このような場合，曝露は治療として機能しなくなってしまいます。

　ただ，強迫行為をしてしまっても失敗ではありません。本当の失敗は，強迫行為をしてしまったから曝露の効果はまったくなくなったと解釈してしまうことです。曝露は体験です。新しい体験は消えずに常に上書きされていくのです。

頭の中で強迫行為をしている

　曝露中に，頭の中で何らかの強迫行為をしているために曝露がうまく

進まないこともあります。たとえば，曝露で触った汚いものの場所を覚えておく，あとで掃除をする計画を考える，自分の行動を思い出して安心を得ようとする，もし問題が起こるとしたら誰かが止めてくれるはずなど，理屈で自分を説得しようとするといった行動です。

強迫観念を紛らわそうとしている

強迫観念が浮かんで苦しいことを，目の前のことに集中しようとする，考えないようにする，気を紛らわそうとする行動も強迫行為に近い行動です。これらの行動は，目の前の苦しさから目をそむけようとする行為なのです。

繰り返しの時間が足りない

効果を出すには 20 時間，1 日に 1 時間以上は，曝露療法に使うことが推奨されています。曝露療法とは，積極的に汚いもの・避けている刺激に直面することです。偶発的に起こってしまう状況は曝露療法とは本来言いません。

また，汚いものを触ってそのまま苦痛が下がるまで待つといった形の曝露ではなかなか改善しません。積極的に汚いものをあえて触っていく方が改善します。曝露中の刺激に直面する時間を増やすよりも，曝露する回数を増やす方が改善します。

どこかで，加減をしている

自分一人で曝露に挑戦している場合，どこかで「ここまではしなくても……」と加減をしている場合があります。特に，「健常な人はここま

でしないから……」と，言いわけをする人は要注意です。自分が最も避けているものに曝露をしなければ，再発のリスクは非常に高まります。

保証がある

治療者や家族がついつい保証を与えすぎている場合もあります。たとえば，「洗わなくても大丈夫！　だからやってみよう！」とか，「確認しなくても，平気だよ」などの声かけを行い，本質的な曝露になってない場合です。特に，医療関係者が曝露を行う際に，「これは医療上推奨される手洗いだ」などの保証する言葉をついつい言ってしまうこともあります。

また，ホテルの床なら触れる，誰かと一緒だと曝露ができる，抗不安薬を飲んだ状態であれば曝露ができるなど，曝露の危険性に対する何らかの保証が残っている場合もあります。この保証が残っていると，条件付きでしか改善しないことになります。

特定の手順を守って曝露をしている

保証の一つとして特定の手順を守って曝露していることもあります。特定の手順を守ることで，被害を最小限にしようとするのです。たとえば，忘れものをしていないか気になる人が，外でバッグにものをいっきにつめこみ立ち去るという曝露を行ったとします。その場合，バッグにものを入れる順番を決めている場合があります。「この順番で必ず入れるから，見落としがないはずだ」と心のどこかで本当の苦痛を味わわないようにしていることがあります。この場合，バッグにものを入れる順番をバラバラにする曝露をする必要があります。

他の例では，汚いものに触ったあとに，家のものを触って汚す順番を

決めており，「何かあったら，汚した部分を拭きなおそう」「ふとんは最後に触ったから，汚れはそこまでひどくないはず」と考えている場合もあります。

　このような問題は，日常生活の中でもついつい起こってしまいます。そのため，手洗いの順番や鍵の確認などの順番をわざとバラバラにする，途中で中断して再開する，音楽をかけながらなどの気が散る状態で洗浄・確認行為を行う曝露もするとよいでしょう。

曖昧なものに曝露をしていない

　すべての強迫症は，曖昧なものに対する耐性が落ちてしまいます。そのため，綺麗なのか汚いのか分からないもの，安全なのか危険なのか分からないものなどが苦手になります。そのため，曝露の課題として，どれくらい汚いのか，どれくらい危険なのかが不明なものを取り入れていく必要があります。そうしなければ，リスクが分からないものに対する耐性が身についていかないのです。

　綺麗・汚いを判断する，安全・危険を判断するというのは強迫行為です。そのため，曝露をする過程の中で綺麗・汚い，安全・危険の判断をせずに曝露をする必要があります。さらには，生活の中でもこのような判断をせずに行動できるようにする必要があります。

安全だから曝露ができたと考えてしまう

　曝露をした後で，「この曝露は安全だったから大丈夫だった」と意味付けをする人がいます。たとえば，「床に触れたのは，この床が綺麗な床だったからだ」と考えるのです。この場合，曝露によって改善はしていきますが，「慣れる」という体験として曝露が積み上がりにくくなり

ます。そのため,「曝露をするとどうなるのか?」と予測を立てて曝露
を行った方がよいのです。

曝露をすることで症状を完全に取り去ろうとしている

　強迫症の完全主義から出てくる考え方として,「強迫症状を完全の取
り去りたい」という考えがあります。曝露をすることで症状は改善し,
生活は楽になっていきます。一方で,すべての症状を完全に取り去ろう
と考えてしまうと,その考えに囚われてしまいます。

21. 身体感覚を落ち着かせることで感情調節を行う

　強迫観念が頭に浮かんでいるとき，「身体がほてっている」「ドキドキが止まらない」「ざわざわする」などの身体感覚を同時に経験する方は多くいます。この身体感覚があると，強迫観念に圧倒される感覚が大きくなっていきます。日常的に強迫観念が出ている状態にあると，このような身体感覚がずっと続いていることもあります。そのため，この身体感覚を何らかの方法で落ち着けられると強迫観念に圧倒される感覚が減ります。

　嫌な身体感覚を減らすためには，「心地よい身体感覚」が必要になります。この心地よい身体感覚は身体の中で起こっていることが多く，「内受容感覚」と呼びます。「意識が広がり，いろいろなものに注意が向く」「体の重心が下に下がっている」「呼吸がしやすい」「首や肩の力が抜けている」「頭がすっきりしている」「体が軽い」「しっかりと地面に足がついている，どっしりと椅子に座っている」などが心地よい内受容感覚です。

　この内受容感覚を引き出すためには，外受容感覚を上手に使うことが必要になります。外受容感覚は，五感（視覚，聴覚，嗅覚，味覚，触覚）の他に，固有受容覚，前庭覚があります。固有受容覚とは，体の位置や運動に関する感覚です。前庭覚は，体のバランス，揺れている感じ，重力を感じる感覚です。外受容感覚を使って内受容感覚を生み出す例としては，「触り心地がよいぬいぐるみを抱いて，ホッとする」「ロッキングチェアでゆらゆら揺れていると，落ち着いてくる」「空が開けた場所にいると，落ち着いてくる」などがあります。この内受容感覚に意識を向けていると，不快な身体感覚が相対的に落ち着いてきます。

　この内受容感覚を使って強迫観念の身体感覚を落ち着ける行為は，強迫行為にはなりません。そのため，いろいろなバリエーションを持って

いるとよいでしょう。アロマ，音楽，動画をみるなどもよいですし，体の一部に触れてみることも役に立ちます。たとえば，おでこ，首の後，胸，お腹，腰など心地よい部分に触れ続けているという方法です。

　内受容感覚に意識を向けても落ち着かない場合，外受容感覚を使って『気を紛らわす』ことで安定する場合もあります。「体をゆっくり動かしてみる」「横に揺れてみる」「腕・足をさすってみる」「動いているものを見続ける」などです。このような外受容感覚に意識を向けることで嫌な身体感覚が軽減してくると，内受容感覚に意識を向けても圧倒されなくなってきます。

「苦痛な感覚」ではなく「心地よい感覚」に注意を向けることから始める

　苦痛な感覚には，注意が向きやすいのですが，最初に苦痛な感覚に注意を向けてしまうと，身体感覚に圧倒されてしまいます。そのため，「心地よい感覚」に注意を向け，その部分を観察してみます。身体が十分に落ち着いた状態であれば，「苦痛な感覚」に意識を向けると，「苦痛な感覚」が落ち着いてきます。特に最初は，強迫観念が浮かんでいないときに落ち着ける練習をしてみるとよいでしょう。

興味を持って，自分の体を観察する

　不安を避ける・紛らわそうとする行為と反対の行動が「興味を持って観察する」になります。興味を持って身体的な観察に注意を向けると，心地よい感覚は増え，苦痛な感覚は減ってきます。

身体がリラックスしてくると，自然な動きが出てくる

　強迫観念による不安が強いと，首や肩に力が入り，身体がガチガチになってきます。そうすると，「肩が痛いからストレッチをしよう」といった，行動をとらなくなります。そのため，身体の不調が解決されないままに，苦しい感情が積み重なってしまいます。そのため，自分の身体に注意を向けているときに，身体を動かしたくなれば，身体を動かしてみましょう。そうして，心地よい内受容感覚が生まれる場合は，その部分にも注意を向けてみます。

落ち着いている人と一緒に行う

　人は，誰かと一緒にいると落ち着くようにできています。そのため，落ち着いている人に行うと，効果が高くなります。人が一緒にいると落ち着かない場合は，動物や草木などの存在でも構いません。

22.　強迫症らしい生活スタイルから抜け出す

　強迫症に対する認知行動療法を実践し，うまくいくと強迫症状にとらわれている時間は減ってきます。このときに，強迫症らしい生活スタイルが残っていると再発しやすく，よくならないこともあります。

絶対的な基準を求めない

　強迫症がある程度治ってきても，気になりだすと正しい答え，正しい基準を追求しようとする姿勢が残ることがあります。たとえば，最適な方法や解決方法をずっと考えてしまうことや，どこまでが正しく，どこまでが間違っているのかを考え続けるなどの行動は強迫症に通じるとらわれです。

とりあえず，行動してから考える

　強迫症は，行動する前にあれこれ考え，心配してしまうという行動的特徴を持っています。ものを買う，ものを捨てる，進路を選択する，自分の意見を言うといった，何かを決断する前にあれこれと考えてしまうことも多いのです。このときに，「とりあえず行動してみて，どうなるか考えよう」と動いてみることが大切です。

曝露はときどき続ける

　曝露は寛解状態に到達した後も続けていくことが必要です。その方が再発防止に役立ちます。強迫症の再発は不意に襲ってくる強迫観念から

始まります。曝露を続けていくことが，この強迫観念に対する対処に
なっていきます。

第3章

強迫症と関連が深い病気

　精神疾患の中には強迫症とよく似た病気がいくつかあります。この章では，その中から，強迫性緩慢，ためこみ症，醜形恐怖症，自己臭恐怖症について述べます。また，強迫症関連疾患の治療を考える上では重要な神経発達症について，さらにはトラウマとの関連についてもご紹介します。

1. 日常の生活動作に時間がかかる「強迫性緩慢」

強迫性緩慢のFさん（30代　男性）

Fさんは，目が覚めたときから，何かをじっと考えています。あまり動きはなく，ぼんやりとしています。家族が声をかけても，反応がないこともあります。そして，ゆっくりとテーブルに向かい朝食を食べます。食べるときも，目の前に出された食事をじっと眺めたまましばらく止まってしまいます。そして，ゆっくりと食べ始めます。食事の最中にも止まってしまうことがあります。食事の後は，洗面・歯磨きをします。歯磨きもとても長く30分くらいかけて行います。同じ場所を何度も磨き，途中で止まってしまうこともあります。そして，洗面・歯磨きの後は着替えですが，この時点で起きてから3時間ほど経っていることもあります。このようにFさんはゆっくりとしていますが，ゲームをするときや，デイケアでのスポーツをするときは止まることなく，動けるときもあります。

強迫性緩慢とは？

強迫性緩慢は，日常生活のあらゆる動作を繰り返し行い，日常生活上多大な支障が生じている状態です。繰り返しが生じる動作としては，洗面，食事，排泄などの動作が多いです。動作としては，動作がゆっくりとしている動作緩慢な場合が多いのですが，必ずしも動作が緩慢ではなく，ある程度の動作のスピードがある場合もあります。

　強迫性緩慢は，確認や洗浄強迫で始まることが多いのですが，典型的な確認強迫や洗浄強迫とは違います。強迫性緩慢では，強迫観念は明確ではない場合が多いのです。本人も，強迫観念を話せない場合が多くあり，「何か気になる」「なんか嫌」などと言うことが多いのです。行動を始める際に時間がかかることが多く，一旦動き出してしまえば，ある程度動ける場合もあります。

強迫症が重症でも動作緩慢になる

　強迫症の中でも整理整頓強迫を中心とした強迫症が重症化した場合，動作緩慢になります。整理整頓強迫で納得がいくまで行為をやり直す，行動を行う前に行動のイメージを繰り返し想像する，自分の行動を振り返るなどの行為がある場合は，日常生活の行動に非常に時間がかかります。このような状態は，二次性の強迫性緩慢と呼ばれます。

　この場合，治療としては，「まさにぴったり感覚」を理解していく必要があります。手洗い・確認などの強迫行為も洗浄や安全の保証を目的としているわけではなく，「納得がいく感じを得る」ことが目的となっていることが多いのです。その上で，「まさにぴったり感覚」が関与しているような行為を一つひとつ取り上げ，中途半端にしていくことをします。たとえば，服装や，ペットボトルや蛇口を中途半端にする。髪型や靴紐，持ちものもぐちゃぐちゃにして，気持ち悪い感じを味わってもらいます。

強迫性緩慢の治療

　強迫性緩慢の治療としては曝露反応妨害法はあまり効果がないと言われています。自分の納得がいくやり方を追求するために，曝露するための動機が低いこともあります。そのため，入院治療をしても退院すると

もとに戻ってしまうことも多いです。

　まず，日常生活動作では，手本を示し，その手本を忠実に守らせるように伝えます。強迫性緩慢の方は，手本にいろいろな動作を付け加えるので，そのたびにそれを正し，手本の動作にさせます。手本の動作も，本人の言いなりに作らずにある程度，簡素化したものにする必要があります。この日常生活動作の練習をした後は，ペーシングと呼ばれる，日常生活の動作時間を決めて行う練習をしていきます。たとえば，洗面には５分しかかけないなどです。必要であれば，時間の経過を知らせるアラームも用います。さらに活動を一旦止めてしまうと，動き出しにくくなるので，活動を止めないように生活のスケジュールもある程度決めていく必要があります。

　また，強迫性緩慢の方も，常に動作が遅いわけではないのです。動作がスムーズになる活動がいくつか生活の中にあります。たとえば，ゲームやボール投げなどではスムーズに動けることが多いのです。このようなスムーズに動ける活動を生活の中にみつけて増やしていくことも必要になります。

2. ものが捨てられない「ためこみ症」

ためこみ症の G さん（50 代　男性）

　G さんの家は，ゴミ屋敷と言われる状態にあります。床にはゴミが散乱しており，床がみえません。ゴミがあふれすぎて入れなくなった部屋もあります。ゴミの中身は，不要になったレシート，ダイレクト・メール，雑誌，インスタント食品の容器，空き箱，使えなくなったボール，洋服，壊れた家電などです。G さんの家族が，これらを捨てようとすると，G さんは「まだ使えるから」「これは大事なものだから」と反発し，捨てることに同意してくれません。また，ときには家の近くのゴミ捨て場から，雑誌などを拾ってくることがあります。家族が嫌がっても，「これは，まだ読めるから」「雑誌をすべて集めたくなる」と答えます。しかし，拾ってきた雑誌も特に読むわけでもなく物置部屋に雑然と置かれています。

ためこみ症とは？

　ためこみ症は，以前は強迫症の一つの下位分類だと考えられていました。しかし，その症状が分かってくるにつれて，現在は強迫症とは似ているが別の病気だと考えられるようになっています。一方で，強迫症の中にも「ものをためこむ」という症状を持っている方もいます。強迫症・ためこみ症の方はどのようにものをためこむのでしょうか？

「大切なものを捨てたのではないか？」と思って，捨てられない

　この場合は，確認強迫の一つの症状になります。たとえば，自分の個人的な連絡先や名前などのプライベートな情報を捨ててしまったのではないか？　それが誰かにみつかって悪用されるのではないか？　などのことが気になってしまいます。「自分の大切な思い出の品を捨ててしまったのではないか？」のようなときもあります。これらの場合は確認強迫の回避行動として，捨てられないという現象が起こるのです。この場合は，確認をせずに，ものを捨てていくことが治療になります。

「寂しさ」を埋めるためにものを使う

　ためこみ症は，幼少期の養育者との関係，発症直前の何らかの喪失体験が発症に関係しているのではないかと言われています。このどちらにも関係しているのは，「寂しさ」です。

　幼少期には，不安になったときに養育者に近寄って気持ちを落ち着けるアタッチメントと呼ばれる行動が出現します。しかし，養育者が子どもにとって落ち着ける存在にならない場合，子どもは常に不安で寂しさを抱えることになります。その後，大人になり，死別などで，気持ちを落ち着けてくれる存在を失うと，幼少期に感じた不安と寂しさを再び抱えることになります。その際に，「人は，自分のもとを去っていくが，ものは自分のもとを去っていかない」という感覚が生じ，ものをためこむようになります。

ものにとても愛着が湧いて捨てられない

　これは，ためこみ症の人に多い症状です。ためこみ症の人は，自分の持っているものにとても愛着があります。たとえ，他の人にはゴミ・がらくただと思うようなものでも，ためこみ症の人にとっては大切なものです。そのため，それらが自分の手から離れることにとても苦しみを感じます。この苦しみを回避するために，捨てられないという現象が起きます。

捨てていいものが整理できないために捨てられない

　ためこみ症の人は，まだよく分かっていませんが ADHD（注意欠如・多動性障害）の人のようにものを整理整頓できない傾向があります。そのため，自分の持っているものを捨ててもいいものと捨ててはいけないものに整理ができないのです。結果として，ものを捨てられなくなってしまうのです。この場合は，捨てるもの・とっておくものを整理する練習をしていくことが治療になります。そして，整理できたものの中から，捨てるものを捨てていくという治療もしていきます。

ためこむものは「もの」であるとは限らない

　ためこみ症の人がためこむのは必ずしもものだけではありません。たとえば，動物（この場合を特にアニマルホーダーといいます），ブラウザのブックマーク，思い出の写真のデータ，テレビ番組の録画情報など電子データをためこむこともあります。

3. ためこみ症がものをためこむ理由

ためこみ症のためこみ行動は三つの症状により維持されています。

整理できない（無秩序）

　世の中には，ものを集めて取っておくことが好きなコレクターという存在がいます。コレクターは，集めたものを綺麗に整理しているのです。しかし，ためこみ症の人は，この整理ができません。そのため，ためこんだものが床を覆い尽くし，整理されない状態で部屋にあふれかえります。また，ゴミかどうか，捨てていいものかどうかの判断もつきにくいのです。

ものを蓄える（貯蓄）

　ためこみ症の人は，ものを家に蓄えたくなります。その理由は，①情緒的な繋がりを感じる，②何かの役に立ちそうな気がする，③個人的な好みというものがあります。たとえば，家にあるゴミに対して，「とても可愛らしい」と感じて持ち続けたくなり，「この冷蔵庫は使える」と壊れた冷蔵庫を取っておきたくなります。このためこんでいるものとの結びつきはとても強く，捨てることに対してかなりの心理的な苦痛が生じるのです。そのため，ためこんだものを捨てようとするととても嫌がります。

ものを拾ってくる（収集）

　ためこみ症の人は，道に落ちているもの，ゴミ捨て場にあるものに不思議な魅力を感じてしまうことがよくあります。そのために拾ってくるという行動を取ります。ためこみ症のある方は，「自分が管理できる量を超えるな」「これは，拾っても使えないものだな」と判断することが苦手になります。

4. ためこみ症への認知行動療法

ためこみ症のＧさん（50代　男性）の治療

　Ｇさんの家族は，まずＧさんと話す中で，「ものがたくさんあって生活が困る」ことを伝えていきました。その中で，ものがたくさんあると何が問題になるのかについて繰り返し話をしました。かなり時間はかかりましたが，少しずつ家族が捨ててもよいものが増えていきました。また，Ｇさんが街で買いものをするとき，ものを拾おうとするときに，「本当に必要なのか？」を考える練習をしていきました。最初は，すべてのものを必要だと答えていたＧさんでしたが，次第に「これは，持っていても使うことはない」と答えられるようになっていきました。この必要かどうかが迷わないようにするために細かなルールも作りました。たとえば，「雑誌は１年間取っておくが捨てる」，「すべての雑誌は，本棚に収まり切る量まで」などのルールです。そして，家族と一緒に家のゴミを捨てるように練習していきました。最初は，ゴミを捨てることに抵抗感があったＧさんでしたが，次第にゴミを捨てることができるようになっていきました。

ためこみ症への認知行動療法

　ためこみ症を治療する上で，最初にぶつかる問題が，「病気であることを否認する」ことです。ためこみ症の多くの人は，自分の取っている

行動が病気であると思っていません。また，ためこむ行動に対する苦痛もないことが多いのです。むしろ，「ものを捨てる」ことに対して苦痛を感じており，周囲の人がゴミを捨てさせようとするのではないかと警戒していることもあります。

　治療の最初は，ためこみ症の症状をしっかりと知ることから考えていきます。その中で，「ものをためこむことで生活が不便になっていること」をしっかりと考えていく必要があります。たとえば，ためこみ症の方は，日常生活に必要なものがみつからない，家に人を呼べない，火事の危険性があるなどの生活の問題があります。また，近隣の住人とのトラブルもよくあります。このような問題を解決するために認知行動療法をやっていくのです。

三つの症状に対処する

　ためこみ症の人への認知行動療法は，ためこみ症がものをためこむ三つの症状に対して行います。

①整理できない

　ものをどこにしまうか，どのような基準でものを捨てるのかを具体的に決めていきます。たとえば，1年間着ていない服や使っていないものは捨てる，二つあるものは片方を捨てるなどです。このときに，物品が使えるかどうかや，自分にとって価値があるかではなく，使う機会があるのかどうか，管理できるのかどうかで基準を考えていくことが大切です。

②ものを蓄える

　ためこみ症にとっての曝露はものを捨てることになります。不安階層表を作りものを捨てていきます。特に，ものを買い直すことや，ゴミ捨

て場から拾ってくるという行動を妨害する必要があります。

③ものを拾ってくる

　ためこみ症の人は，道に落ちているものなどを拾ったり，買い集めたりしてためこむものを増やしていきます。そのため，セラピストが一緒に街を歩いたりしながら，拾いたいもの・買いたいものがあるたびに「使う予定は確保できるのか？」「使えそうなものなのか？」「家に置くスペースはあるのか？」と本当にいるものなのかどうかを検討します。その結果，必要ないと判断されれば，そのものをそのままにしておく，曝露を行います。

5.　自分の顔が醜いと信じ込む「醜形恐怖症」

醜形恐怖症のＨさん（２０代　女性）

　Ｈさんは，出かけるのにとても時間がかかります。まず化粧をするのにとても時間がかかります。右と左のバランスが悪かったり，化粧の仕上がりに納得がいかなかったりするともう一度やり直してしまうからです。ときには，自分の横顔などを写真に撮って確認をしたり，母親に変ではないかを聞きます。家族が，大丈夫と言っても，ほんの少し返事が遅れただけで信用できずに，また化粧をやり直してしまいます。ときには化粧が間に合わずに，マスクをして隠すこともあります。街中を歩いていると，鏡がとても気になります。たまたま歩いているふりをして何度も，ガラスや鏡で自分の容姿を確認してしまいます。ときにはトイレの鏡の前から１時間ほど動けなくなったこともありました。一方では，自分がみたいと思っているとき以外は鏡を避けます。また，美容整形にとても関心があり，時間があればいろいろな雑誌を読んだり，インターネットで自分の顔をよくするにはどうしたらいいかを考えてしまいます。

醜形恐怖症とは？

　醜形恐怖症は，強迫症と似た病気です。症状の中心は，「自分の顔は醜い」という考えです。そして，この考えから逃れようとさまざまな行動を取り，その行動が生活上の障害になります。身体醜形障害との併記

があるように，自分が醜いと思っている対象が『顔』以外の場所である
こともあります。

　この，「自分の顔は醜い」という考えは，他人に「醜くないよ」「ブサ
イクではないよ」といくら言われても，消えることはありません。その
ため，「美人だ」と言われても，「この人は，お世辞で言っているだけな
のではないか？」という疑問が残ってしまいます。

　醜形恐怖症の「自分の顔は醜い」という考えは，客観的な醜さとは関
係ありません。醜形恐怖症は，強迫症と同じ行動の習慣の病気です。

醜形恐怖症の止められない行動

　醜形恐怖症も，強迫症と同じように強迫行為を持っています。たとえ
ば，繰り返し顔や体つきが左右対称になっているかを確認する・修正す
る，化粧，整形，鏡での確認が止められないなどです。特に鏡に関する
行動が止められないことが多いです。

　回避行動としては，外出するときに，マスク・サングラスをしたり，
化粧をしたりします。また，マスクをつけ，化粧をして外出しても『ど
こかで，ブサイクだと思われているのではないか？』という心配が出て
きます。そのため，人と会う場面を避ける傾向にあります。

　再保証を求める行動としては，家族や不特定多数の人に自分の顔や髪
型がおかしくないかを尋ねる，インターネットで美容に関する情報を調
べ続けるなどの行動があります。

鏡をみるのが嫌だ／鏡をみてしまう

　これは，どちらもあります。「鏡をみるのが嫌だ」という人は，自分
の顔が嫌だからみたくないという理由で鏡をみようとしません。鏡をみ

てしまう人は,「自分の顔が変じゃないか」を確認するためにみるのです。鏡の前で,気になったら化粧直しをして時間をとられることも多いです。また,自分の気になった顔のパーツをじっと見続けてしまう人もいます。

醜形恐怖症と美容整形

　醜形恐怖症の多くの方は美容整形を希望します。しかし,美容整形もお金がかかるために,できない人も多いのです。美容整形をした場合,手術の直後は自分の顔がとても気に入りますが,しばらく経つと,また気になってきます。このように,何度,美容整形をしても,「自分の顔が醜い」という考えが払拭できないのです。

　また,このようないきすぎた行為の結果,美容によくない行動を取ってしまうこともあります。たとえば,顔の皮脂を過剰に取ってしまうことで逆に皮脂が増えてしまうなど,ケアの方法を間違っていることもあります。

6. 醜形恐怖症への認知行動療法

醜形恐怖症のHさん（20代　女性）の治療

　Hさんの治療は，まず化粧をほとんどしないで外出するところから始めました。最初は，「みんなに気持ち悪いと思われる」「ジロジロみられる」と思っていましたが，やってみると周囲の人はそこまで自分のことをみていないことに気付きました。次第に，すっぴんの状態や，鏡をみずに外出ができるようになってきました。さらに，顔にペイントやシールを張った状態での外出にも挑戦していきました。このような曝露を繰り返すうちに，次第に化粧にかかる時間や鏡の前で過ごす時間は減っていきました。

醜形恐怖症への認知行動療法

　認知行動療法は，やはり曝露が中心になります。醜形恐怖症の方が苦手としているのは，「顔を人前にさらすこと」「自分の顔の状態がどのような状態なのか分からないこと」になります。

　「顔を人前にさらすこと」は，化粧をしない状態や，頭にワックスをつけて変な髪形にした状態で街を歩いたり，カフェなどで注文をしたり，洋服を買いにいったりします。その際，鏡をみることを禁じ，自分の顔の状態がどのような状態なのか分からないようにします。

　また，鏡再訓練法と呼ばれる，鏡の使い方に関する練習も行います。醜形恐怖症の方は，自分の顔や身体の気になる部分のみに注意を向け，全体に意識が向きません。さらに，気になる部位に対してネガティブな

イメージを持ってみているのです。そのため，鏡に写った自分のパーツ
を上から順番に，まんべんなくみていきます。そして，なるべく中性的
な言葉で表現してもらいます。

7. 自分の臭いが気になる「自己臭恐怖症」

自己臭恐怖症のIさん（20代　女性）

　Iさんは，自分の口臭をとても気にしてしまいます。口臭の
せいで人に迷惑をかけているのではないかと常に気を張って生
活しています。そのため，歯磨きの時間は30分以上かけて行
います。歯磨き後には口臭のチェックをし，納得がいかないと
歯磨きをやり直します。また，外出時はマスクを着用し，エレ
ベーターなどの密室を避けて過ごしています。アルバイト先は，
焼肉屋さんで食べものの強い匂いで自分の匂いがかき消される
ような場所を選んでいます。それでも，友人との距離が近いと
臭ってしまっているのではないかと気になってしまいます。と
きにはトイレの中でこっそりと口臭のチェックをしています。

自己臭恐怖症とは？

　自己臭恐怖症も強迫症と非常によく似た病気です。最近では，嗅覚関
連付け症候群と呼ばれることもあります。自己臭恐怖症は，「自分から
嫌な臭いが出て，周囲に迷惑をかけているのではないか？」という考え
に苦しみます。

自己臭恐怖症の止められない行動

　自己臭恐怖症の方は，自分が臭いを発しているかどうかが気になるため，頻繁に臭いをかいで確認をしています。特に口臭が気になることが多いのです。そのため，口臭を減らすようなミントガムなどを頻繁に噛んでいたり，口臭を減らすための運動などをしています。

　回避行動としては，マスクを付ける，エレベーターなどの密室には入らない，人と距離をおいて話すなどの行動が見られます。

　再保証を求める行動として，家族に臭いがしていないかを確認する，インターネットなどで自分の症状について調べるなどの行動があります。

自己臭恐怖症のⅠさん（20代　女性）の治療

　まずは，口臭をチェックせずに外出し，エレベーターなどの密室に他人といるところから始めました。最初は，人を嫌な気持ちにさせてしまうのではないかと不安でしたが，何度も繰り返すうちに，慣れてきました。次に，臭いがきつい食べものを食べた後でアルバイトや外出をしてもらいました。この課題も，最初は「みんなは，私のことをどう思っているのだろう？」と心配でしたが，何度も繰り返すうちに，「みんなは，自分のことをどう思っているか分からないけれど，それでもいい」と思えるようになってきました。

自己臭恐怖への認知行動療法

　他の強迫症関連疾患の病気と同じく，曝露を中心とした治療を行います。自己臭恐怖症の方が苦手としているのは，「自分の臭いで，人に嫌な感情を与えている」「自分から嫌な臭いを発しているかどうかが分からない」という状況です。

　「自分の臭いで，人に嫌な感情を与えている」に対しては，にんにくなどの臭いがする食べものを食べて，人がたくさんいる場所や，エレベーターに乗るなどの曝露を行います。

　「自分から嫌な臭いを発しているかどうかが分からない」に対しては，臭いのチェックをせずに人と会うなどの曝露を行います。

8. 強迫症と神経発達症

　強迫症は，ADHD（注意欠如多動性障害），自閉スペクトラム症との合併も多い病気です。その場合，神経発達症の支援も含めて考えていく必要があります。

ADHD とは？

　ADHD の症状は，不注意と多動・衝動性の二つの症状があります。不注意は，脳のブレーキが効きづらく，いろいろなものに反応してしまいます。そのため，ものをなくす，聞き漏らし，ケアレスミスなどの行動が出てきます。多動・衝動性とは，脳の報酬系と呼ばれる部分に特徴があり，興味があるものは早くやりたい，興味がないものは先延ばしにするといった行動が出てきます。

　また，ADHD には他にも，どれくらい時間が経ったのか分かりづらい時間感覚の問題，物事を決めるときに迷ってしまって決められない意思決定の問題，一度に頭の中で考える事柄が多いと混乱してしまうワーキングメモリーの問題を抱えている方もいます。

ADHD と強迫症の関係

　ADHD と強迫症は共に，特定の行動への衝動性をコントロールできない点が共通しています。ADHD で忘れものが多いために，確認強迫がひどくなっている場合もあります。

　また，意思決定の問題はためこみ症へと繋がりやすいとも言われています。ADHD の方で，ものを捨てるかどうかを迷ってしまい，ものを

ためこんでしまう方がいらっしゃいます。この延長上にためこみ症が出てくることもあります。

自閉スペクトラム症とは？

　自閉スペクトラム症は，コミュニケーション／社会性の症状とこだわりの二つの症状があります。コミュニケーションの問題としては，言葉の裏を読むときにとても苦労する，曖昧な言い方をされるとよく分からない，ルールなどが具体的でないと気がつきにくい，表情が読みづらい，目を合わせることが苦手などです。また，こだわりとしては，臨機応変が苦手，曖昧な情報がうまく処理できない，ルールを過剰に守ろうとする，手順などが変更されるのが苦手などの症状があります。この他にも音や光などの刺激に敏感な感覚過敏などがあります。

自閉スペクトラム症と強迫症の関係

　自閉スペクトラム症と強迫症は共に，こだわりがある点では似ていますが，実は違っている部分も多いのです。自閉スペクトラム症は，求めている状態が得られれば満足して不快感が消えます。一方，強迫症は求めている状態が得られても，強迫行為を満足のいく形で行わなければ満足できません。たとえば，手順を変え，もとに戻したときに，自閉スペクトラム症の方は，もとの手順に戻ったことで落ち着きを取り戻しますが，強迫症の方は，手順を戻しても安心できず確認などの強迫行為を繰り返します。

　自閉スペクトラム症の考え方の癖として，自分の経験などから予測を立てて，実際に目の前に起こっていることになかなか注目がいかないという癖があります。この考え方の癖のために，曖昧な状況や臨機応変な

対応が苦手になります。この考え方の癖が強迫症の心配を形作っている場合がよくあります。たとえば,「手を洗わずに食事をすると病気になる」などの言葉をどこかで聞いていると, そのルール・経験が絶対的なものとして機能してしまうのです。

9. ADHD を持つ方への工夫

確認行為とミスは関係あるのか？を調べる行動実験

　ADHD の症状として，不注意があり，そのために確認行為を入念に行っている方もいます。しかし，強迫行為としての確認行為は，ADHD の忘れものやケアレスミスをなくすために役立っていない場合がほとんどです。この部分を行動実験という形で知っていくことはとても大切です。たとえば，確認をするときとしないときで，置き忘れの発生確率が変化するのかなどを検証するのです。

　実際には，ゆっくりと確認をした方がミスを防げることもありますし，確認し忘れても，たいしたことが起こらない場合もあります。また，「問題が起こったかも」と不安になった場合，実際にはその後どうなったかを注目できていない場合もあります。たとえば，「家に帰ってくると，ガスの元栓が開いていた」という事実にだけ注目し，「元栓が開いていたが，何も起こらなかった」という事実に注目できていないこともあります。

曝露では刺激に注意を向けてもらう

　曝露においては刺激に注意を向けることが大切です。そのために，刺激を非常に短くするという工夫が考えられます。そして，その刺激を繰り返し曝露するということになります。また，今の感情を声に出すなどの工夫も必要です。

どう行動していいか分からなくなる

　ADHD の意思決定の問題がある場合や，強迫症が長くなっている場合は，強迫症にとらわれなかった場合にどう行動すればいいのかが分からなくなっている場合があります。たとえば，地面に食べものが落ちた場合は食べない方がいいのか分からない，ゴミをすてる際には中身を確認した方がいいか分からない，などの問題です。このように優柔不断という形で強迫症の症状が現れることもあります。この場合は，ある程度のルールを決めて，そのルールを守れるように治療を考えていく必要があります。たとえば，「封筒をゴミに捨てる場合は，"親展"と書かれた封筒だけは中身を開けるが，それ以外の封筒は中身を確認せずに捨てる」などです。

10. 自閉スペクトラム症を持つ方への工夫

　自閉スペクトラム症は，何かを推測するときに，目の前の現象よりも自分の経験や知識などから推測する認知的な特性があります。たとえば，テレビで「手を洗わないと病気になる」と言われると，その言葉が一般的なルールとなり，どのような場合でもそのルールが適応されると思いがちです。違う表現をすれば，「思いこみ」によって強迫症状が維持されていることもあります。そのため，曝露療法を行う前に「思いこみ」がないか調べてみることが役に立ちます。特に，曝露療法を行う目的や理由，強迫症によって生じる考え方の癖などを具体的に知っておくと曝露に取り組みやすいでしょう。

　自閉スペクトラム症の「思いこみ」を崩していくためには，行動実験やさまざまな知識を一緒に調べていくことが役に立ちます。たとえば，感染する条件や，確認が必要ない理由などを細かく知っていきます。このような説明の中で，腑に落ちる説明があれば，それだけで回避していたものが克服できることもあります。

　また，「曝露には苦痛が生じる」と思いこんでいる場合もあります。しかし，遊びの中で自然と苦手なものに触っている場合などもあります。そのときに，「曝露には苦痛が生じる」という先入観が崩れてよくなることもあります。

感覚過敏に注意する

　自閉スペクトラム症の症状として感覚過敏があります。この感覚過敏は強迫症と症状の作りが違うため，曝露をするかしないかを慎重に考える必要があります。たとえば，「臭いが気になる」という場合であっても，

それは強迫症ではなく感覚過敏から来ている問題かもしれません。感覚過敏に関しては，基本的に環境を整えることで対応します。

11. トラウマとの関連

　トラウマは，幼少期の虐待，DV，交通事故，性被害，自然災害，犯罪被害などによって生じます。トラウマによる症状はいくつかありますが，特定の症状が強迫症と結びつきやすいことが知られています。

　性に関連するトラウマや，いじめなどによるトラウマがある場合，「自分が汚れている」という嫌悪感情が症状として生じてきます。この嫌悪感と関連して洗浄行為が症状として出てくることがあります。得体のしれない嫌悪感がこみ上げてきて，手を洗いたくなる場合もあります。いじめなどの加害者が侵入イメージとして浮かび手洗いなどの強迫行為をすることもあります。

　もう一つは，幼少期の虐待や厳しすぎるしつけなどによるトラウマがある場合，「なんでも完璧にしないといけない」という完璧主義が症状として出てきます。これは，完璧にしなければ暴力を受けたり，怒られたりしてしまうという感覚から生まれます。この完璧主義のために，「ちゃんと確認しなければ不安」というように強迫症が発展してくることもあります。

　強迫症がすでに発症している状態であれば，残念ながらトラウマの治療だけでは強迫症を克服することはできません。しかし，強迫症の治療と並行してトラウマに関する治療を行うと，より強迫症の治療が進む場合があります。

第 4 章

家族の対応

　家族対応は，非常に難しい問題です。強迫症は，家族関係，夫婦関係にとても深刻な影響をあたえます。特に，強迫症の症状は家族を巻き込み，家族に大きな負担がかかることも多い病気です。また，患者本人がいくら治療を頑張ろうとしても家族の関わり方が間違っているとよくならないことも多いのです。さらに，最近は引きこもりの状態にある強迫症の方も多くいらっしゃいます。そのため，引きこもりの対応も考えていく必要があります。

　家族の対応が変わってくると，本人はすぐに分かります。最も変わるのは，強迫症の症状を理解してもらえたと思うときです。強迫症を持つ多くの人は，止められない強迫行為のために自分を責め続けています。そこには，孤独があるのです。家族が，症状や苦しみを理解することで，まずはその孤独から脱出できます。これが，変化への第一歩になります。

1. 強迫症について家族が知っておきたいこと

　病気を抱える人にとって，病気の特徴を知ってもらうことはとても大きなサポートになります。家族が病気の症状について知らないと，強迫症の当事者は自分の症状がおかしいことだと考え，自責的になってしまうからです。

強迫行為は止めたくても止められない

　強迫症とは，一言で言うと「強迫行為が止められない病気」です。かなりの強迫症の当事者は強迫行為を止めたいと思っています。家族が，「止められないのは，意志が弱いからだ」と考えていると，強迫症の治療は非常に難しくなってくるばかりか，本人との関係性も壊れてきます。

　感覚的に近いのは，「蚊にさされたときに，かゆい部分をかかずにいられない感覚」が近いでしょう。止めなければいけないのは分かっているのに止められないというものです。

　また，強迫症の方の中には，人前では強迫行為が止められるという方もいます。しかし，それは制御できるという感覚ではなく，非常に苦しいけれど，恥ずかしいから我慢しているということがとても多いのです。

　家族が，強迫症の当事者と関わる上で，このことを理解し，「止められないのよね」と共感することが，最初のサポートになります。

本人が苦手にしているものの苦痛はとても強い

　強迫症になり強迫行為を行っていると，本人が避けているものに直面する苦痛はとても大きくなります。たとえば，外から帰ってきたときに

着ていた服も，強迫症を発症するまではなんともなかったにも関わらず，いまではとても汚いものに感じられ，触るとかなりの苦痛が生じるといったことはよく起こります。

　家族の中には，「普通の人がやることを極度に避けているから，甘えているのでは？」と考えている方も多くいます。実際に，強迫観念の内容が共感できない内容になるほど，この傾向は強まります。たとえば，「犬の糞が落ちてないか気になる」などは，家族もそれは気になると共感しやすいのですが，「家の床が触れない」などの訴えには，なかなか共感できず，甘えているなどと捉えがちになります。

　一方で強迫症を治療していく上では，このように避けているものに直面していく必要があります。そこで，家族としては，「本当に苦しいとは思うけれど，生活を楽にしていくために，頑張って克服しよう」とサポートしていく姿勢が必要になってきます。

理屈で説得しても効果がない

　強迫症の当事者は，家族からみると理屈が通らないようにみえる訴えをします。そのため，家族は理屈がおかしいところを訂正しようとしがちです。たとえば，『家から帰ってきたときに着ていた服を洗濯しなければ汚い』と感じている人に対して，「菌がついていたとしても，その服についた菌が手につき，体に入る確率はとても低い」「家から帰ってきたときに服を洗わなくても，病気になった試しはないじゃないか」と説得しようとします。

　しかし，強迫症の症状となっているものは，理論的に説得してもなかなか効果は得られません。それどころか，本人との関係がこじれてしまいます。家族から説得されたときの気持ちは，人によって違いますが，『いや，絶対に病気になる。そんなわけない』『頭では分かるけど，汚い

感覚は消えない』などのように納得できず，『私の苦しみは分かっても らえない』と感じてしまいます。

　これは，他の強迫症でも同じです。たとえば，確認強迫の場合も，「火 事になる確率は低い」「事故に遭う確率は低い」「クレジットカードなど を落としても，悪用される前に，止めれば大丈夫だよ」「私だって，鍵 を時々閉め忘れるけれど，何もないよ」という説明も家族はよくしてし まいます。

　これらの説得に効果がない理由は体験を伴っていないからです。強迫 症は，頭で考えても改善しません。曝露という体験が必要なのです。体 験を伴わなければ考え方は変わっていかないのです。

　また，このように理屈で説得しようとしている場合，家族が知らず知 らずのうちに強迫症の症状に巻き込まれていくことになります。特に， 綺麗・汚いや安全・安全ではないといったやり取りで会話が続いている 場合は要注意です。

2.　家族の役割

　強迫症の治療をしていく上での家族の役割がいくつかあります。強迫症は，強迫症を持つ本人が治療の場所に来なくても治療を進めることができます。

強迫症への心理教育をする

　強迫症の当事者の多くは，「強迫行為が止めたくても止められない」「嫌なもの，不安なものがたくさんある」という感覚で生活しています。しかし，なぜそのような状態が維持されているのか，どうすればこの状態から抜け出せるのかについて知識が不足していることもよくあります。そのため，家族が強迫症の悪循環について伝えることや，認知行動療法を含めた治療方法について伝えることはとても大事なことです。

本人の行動を選択的に強化する

　人の行動を変えていく方法の一つに，選択的強化と呼ばれる方法があります。治療を進めるような行動には注目し，治療を後退させるような行動は無視をするという方法です。「無視をする」というと冷たい対応のように思われがちですが，「本人が自暴自棄になっているときに，家族がその行動に振りまわされないようにする」と考えるとよいでしょう。

本人とコミュニケーションを取る

　行動を変えていく中で，最も大切なのは強迫症を持つ本人とコミュニケーションをしっかりと取っていくことです。このコミュニケーションの中で治療への意欲を引き出したり，共感したり，治療の進み具合をほめたりしていきます。

認知行動療法の治療計画を立てる

　強迫症への認知行動療法を家族も知り，家族と一緒に認知行動療法の治療計画を立てていくことはとても大切です。特に，子どもへの治療の場合は家族が治療計画を立てられるようにすることが必要です。

曝露などの手本をみせる

　強迫症の治療をする中で，曝露の方法を口頭で伝えてもなかなか実行できません。そこで，家族が先に手本をみせ，やってみせることはとても大切です。手本を何度もみるうちに，改善してくる場合もあります。

治療を頑張っていることをほめる

　強迫症の治療は，長期戦になります。ときどきは，治療の中で前に進んでいるのか不安になることもあると思います。その中で，しっかりと治療の進み具合を評価し，頑張っていることを共有するのはとても大切な作業です。

できることが増えていることを伝える

　強迫症は，どうしても強迫行為が目につきやすいために，強迫行為にとらわれている時間で治療の進み具合を考えてしまいがちです。しかし，生活の中での改善を考える上では，回避行動が減る方が重要です。強迫症の本人は，回避行動が日常的になっているので，なかなか回避行動をしていることに気付きにくい傾向にあります。そのため，家族が「避けているものが少なくなった」「○○がやれるようになった」とできる行動が増えていることを伝えることで治療へのやる気が高まります。

3. 患者本人がどのような段階にあるのかを考える

　強迫症は，病気を持った本人がなかなか治療に繋がらない，治療を拒否してしまうといった問題が生じやすい病気でもあります。そのため，強迫症の本人の状態にあわせて，家族は関わり方を変えていく必要があります。ここでは，本人の状態を考える上でのポイントを紹介します。

強迫症状に対する病識があるか？

　多くの強迫症の当事者は自分の強迫症状に対して違和感があります。「自分は過剰な心配をしている」「自分の行為はいきすぎている」などのような言葉を言っていれば，病識（不合理感）を持っていることになります。病識が薄い場合，「強迫行為は必要だからやっている」という感覚が強く，なかなか認知行動療法等の治療に結びつけることができません。

　この病識が薄い場合，まずは病識を作るところから支援を開始することが重要です。具体的には，周囲の人が普段どうしているのかを観察させるのです。たとえば，トイレから出た際に，普通の人はどれくらい手を洗っているのか，鍵の確認を普通の人はどれくらいしているのかを観察してもらいます。このような体験を通して病識を作っていきます。また，専門的な知識を身につけることで，病識が出てくることもあります。たとえば，感染症に関する正しい知識などを勉強する，感染症の専門家に聞くなどです。

強迫行為をすることに苦痛が生じているか？

　整理整頓強迫や，ためこみ症など一部の強迫症は強迫行為を行うことですっきり感・納得感が出るために，強迫行為を行うことが苦痛になっていない場合があります。強迫行為に本人が苦しんでいなければ，治療に繋げるために多くの労力を割く必要があります。

　強迫行為をすることで苦痛が生じない場合，強迫行為を行うメリットとデメリットを自覚してもらうように働きかけます。これは，直接そのように本人に質問することが最も有効です。たとえば，「ものをためこんでいくことのメリットとデメリットって何？」という形で聞きます。先にメリットを聞くことがコツになります。メリットが出ると，「他には？」と聞き，強迫行為を行うメリットをたくさんあげてもらいます。案外，「その行為を行うメリットは？」と聞かれるとメリットは出てこなかったりします。そうすると，「あっ，こんなメリットしかないのか……」と思ってしまうものです。

　強迫行為をすることに苦しんでいる場合は，その苦しさに共感します。しかし，共感はするもの，強迫行為を手伝うなど強迫症に巻き込まれてはいけませんので注意して下さい。共感はするけれど，強迫行為は手伝わないという姿勢が大切です。

強迫行為が悪循環を引き起こしていることに
気付いているか？

　強迫症は，強迫行為を行うことで悪化してしまう病気です。強迫行為をすればするほど，不安に耐える力が弱くなってしまいます。この悪循環に気付いているかどうかもポイントになります。もし，気付いていなければ，強迫行為を行うことにためらいがなくなるからです。

悪循環に気付いていない場合は,「手を洗って,綺麗になった感じがする?」「確認をして,どこか落ち着くの?」などのように何度も聞いてみてください。本人が「落ち着く」と言ってきたら,「一瞬は落ち着くのね。その後は?」と会話を続けてみて下さい。このやり取りを続けていくと,段々と「強迫行為を続けていても,本当の安心感はやってこないのだ」「強迫行為を続けることで苦しみも続くのだ」ということに気がつきます。

　悪循環に気付いている場合は,その感覚に気付いていることが大切なことであると伝えましょう。このときに焦って,この問題を解決しようとする姿勢をみせてしまうと反発されてしまいます。

暴力行為をしているか?

　これは,非常に大きな問題です。暴力行為がある場合は,事前にどのような場面でそのような行動が出るかを予測することが必要となります。暴力行為等がある場合は,また別の対応が必要となります。

強迫行為に巻き込まれて,
家族の生活が障害されているか?

　強迫症の症状が強いと,家族が本人の強迫行為を手伝ってしまい,家族が本人のルールに縛られている場合もあります。家族によっては,家に入れなくなっている場合もあります。この状態がひどい場合,まずは巻き込まれている状態をなんとかする必要があります。

家族自身が今の生活を変えられる余力があるか？

　さまざまな対応方法があったとしても，最初に必要なのは家族自身の精神的健康です。家族がある程度の健康状態を維持できなければ，家族介入について取り組めません。特に，家族が強迫症に巻き込まれ，抑うつ状態になっている場合は，家族の精神的健康をある程度回復させる必要があります。

4. 家族の心得

　家族の対応を考える上で，家族に必要な心得があります。これらの前提がないと，強迫症の本人とよい関係が結べず，治療がなかなかうまくいきません。

家族も楽になる生活を目指す

　家族が適切な関わり方を学ぶと，ついつい「そんな方法は難しい」「いつでも，頭を使って対応しないといけない」と自分を追い込んでしまうことがあります。強迫症の本人が楽になることも大切ですが，家族も楽になっていくことが支援の方向性です。

　特に家族が何もかも不満を我慢するように接してしまうと，あるときに家族が感情的に爆発してしまうこともあります。家族が不満を伝えて，家族も楽になることがよい関わりです。

家族が本人の病気をよくしたいと思っていること

　これは，非常に重要なポイントです。ときには，自分たちに迷惑をかけないでほしいというような理由かもしれません。しかし，家族が本人の治療を手助けしたいという気持ちがなければ，どのような介入を行ってもいずれ，破綻していきます。

本人の性格が悪いと思わないこと

　コミュニケーションをする上で重要なことは，性格が悪いなどの人格を否定するような態度を取らないことです。たとえ，行動について非難をすることがあっても，その人の性格などの人格を否定してしまえば，一気に治療から遠ざかってしまいます。

　特に強迫観念が頭に浮かんでいる状態では，かなり攻撃的になることもよくあります。目つきが変わる，人が変わるなどのこともよくあります。しかし，これは性格が悪いわけではなく，強迫症の症状としてこのような状態になってしまうのです。

本人は強迫行為に苦しんでいるし，
なんとかしようと思っている

　強迫症の患者さんはどんな患者さんであっても自分の症状に苦しんでいます。患者家族からは，治療に取り組んでいないようにみえるかもしれません。しかし，本人なりになんとかしようとしていることを信じて下さい。

家族対応は失敗しても取り返しやすい

　家族は，日々を共に過ごしていればいるほど，失敗しても取り返しやすいのです。たとえば，会話の中で本人を怒らせてしまっても，次の日の対応で信頼を取り返せることもあります。家族も失敗を恐れずにチャレンジしていくことでよい関わり方がみつかります。

5. 治療への動機付けを高める関わり方

　強迫症の治療は，自分で治療を続けていく必要がありますし，曝露という大きな難所があります。そのため，治療への動機付けを高める関わり方が非常に重要になってきます。ここでは，動機付けを高めていくポイントについて説明します。特に，認知行動療法への治療を拒否している状態，引きこもり状態にある場合は，この部分にしっかりと取り組む必要があります。

苦しさに共感しながらも，曝露へのモチベーションを高める

　もし，本人に曝露療法だけを求めると，本人は曝露を拒否し，自分の苦しみが分かってもらえていない，無理解だと反発をしてしまい治療は進みません。一方で，本人の苦しさを受容し，今のままでよいと言っていると，いつまでたっても治療が進まないことになります。

　もし，本人との会話がうまくいかない場合は，「苦しいよね」という共感と，曝露をする変化へのモチベーションのバランスが崩れている場合があります。たとえば，本人に認知行動療法をしようと声をかけるけれど取り組もうとしない場合，「苦しいよね」「精一杯の努力をしていると思うよ」「どうすることもできないんだよね」と共感・受容を示す関わりを増やすのです。

主体性と責任を持たせる

　モチベーションを考える上でとても重要なことは，本人の主体性を伸

ばしていくということです。主体性とは自分で自分の行動を選択していく感覚です。たとえば，自分で強迫症を治したいと思うことや，自分で認知行動療法に取り組むということは，主体的な行動です。一方，家族から強迫症を治すように叱責され，認知行動療法をやるように言われることは主体的ではありません。自分で自分の行動を選択していないからです。

　行動を自ら選択すれば，その行動を選択した責任は本人にあります。一方，治療を強要すると，治療の中で主体性を持てずに，「強迫症の治療を自分は望んでいない」「認知行動療法なんて自分はしたくない」と，自分の治療に責任をとるようにはなりません。このように，自分の行動を選択してもらうということは，動機付けを考える上でとても大事なことになります。

ポジティブな考えを押し付けない

　引きこもり状態にある子どもさんに対して，親としては，なんとか希望を与えたいと思うものです。「このような治療法がある」「こうすればよくなるから」「病院に行こう」などです。しかし，子どもさんからは「お母さんは，何も分かってくれていない。私は死ぬしかない」などの反発を食らうことが少なくありません。そのときに，「そんなことはないよ。ちゃんと治るから」とけしかけるように言うと，「やっぱり，私のことが分かっていない」と言われることが多いのです。

　このとき，子どもは，「絶望しきっている」という気持ちに共感してほしいのです。そこで，「もう，自分で考えつくことはいろいろやったけれど，全然うまくいかずに絶望しているんだね」と，しっかりと共感した後で，今後のことを話し合う必要があります。

関わる回数は増やすがアドバイスはしない

　親・家族が，失敗しないようにと，先回りをして，「○○した方がいいよ」「○○しなさい」「こういうときは，××をして……」などのようにアドバイスをたくさんしている場合があります。そうなると本人は，「過干渉だ」「黙っといてほしい，話しかけないでほしい」とアドバイスを拒絶するようになってしまいます。そのうち，親・家族も「言っても聞かないのだから，本人がやる気になるまで待つしかない」と考え始め，当事者が言った通りに，関わらないようになっていきます。さらに，「本人が，やる気が起きないから，変わらないのだ」という気持ちが強くなってしまうものです。こうなってしまうと，本人が変わるまで家族は「待つ」しかできなくなってしまいます。

　まずは，本人が取った行動の背景にはどんな気持ちがあるのかを考えていくことが必要です。たとえば，「俺が，確認しているときは部屋に入ってくんな」と言われたとき，子どもはどんなことを考えて，そのセリフを言ったのかを考えていくのです。「音がうるさいと，確認に集中できない」かもしれませんし，「途中で話しかけられると，どこまで確認したのか分からない」かもしれません。ここが把握できていないと，「どんな関わりをしても，『ウザい』と思われるのだ」という結論に至ってしまいます。

　最もよい関わり方は，関わる回数を増やすことです。一方で，指示やアドバイスなどはまったくしないでいいというくらいに減らしていきます。

6. 指示のテクニック

　コミュニケーションの中で指示はとても大切です。強迫症に限らず，指示のテクニックを使うことで，指示を聞いてもらいやすくなります。

具体的な行動の指示を出す

　指示が曖昧だとその行動をとることが難しいのです。たとえば，「強迫行為をもう少し減らして」「もうちょっと，ちゃんと考えてほしい」などの指示は，曖昧で，どのような行動を取ればいいのかが不明瞭なため，なかなか指示を聞いてくれなくなります。また，指示を聞いてくれたかどうかも分かりにくいため，指示を守ったことをほめようと思ってもほめられなくなります。そこで，「手洗いのときには水だけで洗ってほしい」「何が苦しいかを話してほしい」などのように具体的な指示を出すようにします。

「してほしくないこと」ではなく，
「してほしいこと」を伝える

　どうしても，「してほしくないこと」は出てきます。たとえば，「大声を出さないでほしい」「家にいてインターネットばかりするのはやめてほしい」などです。人はどうしても「〇〇しないでほしい」と禁止の形で指示を出してしまいます。しかし，禁止の形で指示を出されると，「じゃあ，その時間どうしたらいいのか？」という問題が解決できませんし，感情的なわだかまりが増えてしまいます。そこで，「してほしくないこと」ではなく「してほしいこと」を伝えるのです。たとえば，「大声を出さ

ないでほしい」と伝える代わりに「私にどうしても聞いてほしいことが
あれば言ってほしい」と伝えます。「インターネットばかりするのはや
めなさい」と伝える代わりに，「ときどきは，外に出て散歩をしてみた
ら？」という表現にします。

7.　批判に対処する

　家庭内では，ときに感情的なぶつかり合いもあります。特に，強迫症に巻き込まれている状態では，家族も強迫症の本人に叱責され，大声を出されることもよくあります。

毅然とした態度で対応する

　家庭内で暴力が深刻化する場合，家族が毅然とした対応をしていないことがあります。本人からすると，たまたま大声を出してしまったけれど，家族がひるんだのでつい大声を出してしまい，その流れでどんどん暴力的になってしまうということはよくあります。病気の苦しみには共感をしますが，暴言・暴力には驚いたり，急に態度を変えないという接し方が重要です。感情的に言い返したりもせずに，相手の言い分を冷静に聞くという態度が必要です。

　このような態度を取るときに，「どうしたらいいか分からない」「自分では答えられない」などの理由から，毅然とした対応ができないと家族が考えてしまうことがあります。しかし，本来は毅然とした対応と能力や知識があるかどうかは関係のないことです。しっかりとした態度で，「いまは，どうしたらいいか分からない」と伝えましょう。

部分的に責任を受け入れる

　ときに強迫症の本人から，「僕のルールを家族が破ったから手洗いが悪化した」「お前の対応が悪いから，治らない」「あの病院にいったのは間違いだった。どうして連れていったんだ？」などのように責められる

ことがあります。

　このときに，100％過ちを認めてしまうと，本人から「ほらみろ，お前が悪いからこうなるんだ」と責められてしまいます。一方で，本人を責めすぎると，本人との関係が悪化してしまいます。このような局面では，部分的に責任を認めるという対応が大切です。部分的に責任を受け入れる表現は三つあります。①ある一面に同意する（「私があなたのルールを破ったことで心配が増えたというのはある」），②可能性に同意する（「確かに，私たちの対応は十分ではないかもしれない」），③考え方に同意する（「あの病院にいって，余計に絶望してしまったのはそうだと思う」）です。このように部分的な責任を受け入れることで，批判的な態度を和らげていきます。

家族としての気持ちをしっかりと伝える

　引きこもり状態が長期化し，強迫症に巻き込まれている状態が続くと家族は自分の意見を言わなくなってしまいます。それは，「病気で苦しんでいるから，家族が我慢しないと……」という気持ちや，「言い返したりして，大声を出されると嫌だし……」などの気持ちが働くからです。しかし，本人からすると，「家族は，現状に対して何か思っているはずだけれど，それを言わない。何を考えているか分からない。気味が悪い」という心境になってしまうのです。

　また，ときに自分の気持ちを言わずに一般論で非難をしてしまうこともあります。たとえば，「普通の30代の人は，外に出て働いていると思うよ」「この状況をみたら，他の人だったらなんて言うと思う？　ちゃんと考えてよ」などです。しかし，このような表現は，自分の意見を言わずに相手を遠回しに非難する表現のため，本人の感情的な反応を引き出してしまいます。

　家族は自分が強迫症に巻き込まれて辛いことや，大声を出されてきついこと，普通の生活が送れなくなって苦しんでいることをしっかりと伝えていくことが必要です。むしろ，このような気持ちを伝えていく方が，本人が家族の気持ちも分かり，コミュニケーションが取れるようになっていきます。このときに役に立つのが"Ⅰメッセージ"と呼ばれる言い方です。「私は，確認に巻き込まれて好きなことができなくなって苦しい」「私は，こんなに制限がある生活は窮屈だ」などのように「私は」で始まる言い方で，伝えるのです。こうすることで，表現がやさしくなり，相手に言葉が届きやすくなります。

支援を申し出る

　批判を受けている状態というのは，辛い状況ですが，家族がどう関われればいいのか知るチャンスでもあります。どういう支援がよいか，役に立つのかをたずねて，今後に活かしていきましょう。ただし，人間は嫌なものは分かりやすいのですが，何がいいかと聞かれてもアイデアが出せないものです。そのため，直接的に「どうしたらいいの？」と聞いても答えが返ってこないと思います。まずは，「何が嫌だったのか？」と「嫌なもの」を整理していくことが大切です。この嫌なものを一緒に整理していくうちに，どういう関わりがよいのかのアイデアが生まれます。具体的には，「何が嫌だったの？」「どうして嫌だったの？」と質問し，「どうしたら，いいかな？」と進めていくのです。

8. 選択的強化を使う

　選択的強化とは応用行動分析学と呼ばれる人の行動に関する学問から生まれた言葉です。選択的強化では，強迫症の治療に繋がる発言や行動に注目したり，ほめたりします。一方で，強迫症の治療に繋がらない発言や行動には注目しないという戦略です。注目した行動は増え，注目をしない行動は減っていきます。選択的強化は，人の内面などの心ではなく，目にみえる行動に注目したテクニックになります。

増やしたい行動と減らしたい行動をしっかりと定義する

　まず，家族が増やしたい行動と減らしたい行動を区別できるようになる必要があります。ここでの増やしたい行動とは，強迫症の治療に結びつくものです。この部分をしっかりと区別できるようにしなければ，知らず知らずのうちに減らしたい行動を増やし，増やしたい行動を減らしてしまうからです。

　本人と関わる中で増やしたい発言としては，「ふーん，認知行動療法ってこんなことをするのか」「自分でも，なんとかしないといけないとは思っている」「こんな生活していても，なんにもならない」「今の生活は，本当に苦しい」などがあります。一番分かりやすい種類の発言は，認知行動療法に興味を持っていることや，自分は変わらなければならないと感じていること，何か努力する必要性を感じていると言ったポジティブな発言です。これらが増えてくると，さらに変わっていく可能性が高まります。また，今の生活は嫌だ，苦しい，希望がないなどの発言も，現状が嫌だということから変化に繋がっていきます。また，このように自分の苦しいことを話してくれる行動そのものも増やしていきたい行動です。

　一方，減らしたい発言としては，「今のままでもいいよ」「どうせ，自分は治らないし」などがあります。まず，治療を続けたくないという発言があります。この発言が増えていくと，治療から遠ざかってしまいます。また，今の生活を変えたくないという発言も増えてしまうと，治療には繋がっていかないのです。

　また，増やしたい発言と減らしたい発言が混在する場合もあります。たとえば，「認知行動療法をしないといけないのは分かっているけれど，今はやる気が起きない。もう何もしたくない」などは，増やしたい発言と減らしたい発言が両方含まれています。

増やしたい行動はほめる／注目する

　コミュニケーションの中で，増やしたい発言が出ると，大きく共感していきます。もしくは，「えらいね」「すごいね」「しっかり考えてるね」と直接的にほめてもいいでしょう。ついつい出てしまう気持ちとして『なんで，これくらいの簡単なことができないのか』『本人の努力が足らないのではないか？』『もっと，一生懸命にならないと，改善できないでしょう』といった気持ちがあります。そうなると，「やっと手洗いをやめられたのか……」「次は，もう少し早く手洗いが終わるように頑張ってね」「次は，お風呂も短くしてね」などのセリフを言ってしまいがちになります。しかし，これらのセリフが入ると，その後にどんなにほめても，その言葉は，本人には届かないのです。『本人は，常に自分の症状・病気と向き合っていて，なんとかしようとしている』と家族が考えていくことが必要です。たとえ，引きこもりで仕事をしておらずに，何年も引きこもっている強迫症の方でも，日々自分の症状と向き合って苦しんでいます。この方法なら，強迫観念を消せるのではないか？　別の方法はないのか？　とさまざまな情報を仕入れようとしています。『子ども

の頑張りは，たいした結果を出していない』ということを前提とした声かけは，これらの努力の芽を摘んでしまうことになります。

減らしたい行動には注目しない

一方で，減らしたい発言には，取り合わずに無視していきます。減らしたい行動の代表は，暴力・暴言です。暴力に対して，注目してしまうと，暴力を道具として使ってしまうからです。特に，暴力は家族をコントロールする目的で選ばれる手段です。注目をして取り合うと，暴力を振るう目的を達成してしまいます。

ほめる／注目すると注目しないを同時に使う

人間の行動や発言には，増やしたい行動と減らしたい行動が混在しています。そのため，行動を冷静に整理していく必要があります。特に，人間はどうしても減らしたい行動を叱責して変えようとしがちです。選択的注意では，減らしたい行動を増やしたい行動で置きかえることで減らしていくという発想を取ります。

具体的な例を考えてみましょう。ある強迫症の子どもが，「どうせ，汚いものに触っても治らないよ。あんなのやる気もしないし，やっても，よくならなかったらどうするの？　余計に症状が悪くなるだけじゃないか……いろいろと本を読んでみたけど，役に立たないと思う！」と言ったとしましょう。「いやいや，認知行動療法はちゃんとした方法で……」と言いたくなってしまいます。減らしたい行動（発言）ばかりのように感じますが，「本はいろいろと読んだ」という発言が含まれています。この行動は増やしたい行動なのです。そこで，「本を読んで，勉強をして偉いね」と返事をするのです。また，治療に対するネガティブな気持

ちも言っています。このような気持ちを話してくれることも増やしたい
行動です。そこで，「やる気が起こらない中，頑張って勉強したんだね」
とネガティブな気持ちも入れて返答をします。

　「子どもの行動を注意しなくていいのか？／叱らなくていいのか？」
という疑問もあるかもしれません。この疑問の背景には，「注意をしな
ければ，人の行動は変わらない」という信念があると考えられます。し
かし，注意をしなくても，自分が変える必要があると認識し，変われる
自信がある，変わる方法を知っているなどの条件がそろえば，行動は変
わっていきます。つまり，叱らなくてもよいのです。逆に叱ることのデ
メリットは，子どものやる気をそいでしまうことです。

　この増やしたい行動，減らしたい行動はしっかりと決めておく必要が
あります。というのも，一貫性のない関わりをすると，余計に問題がこ
んがらがってしまうからです。たとえば，曝露療法を初めてした日には
ほめられて，次の日には『これくらい，できないと病気は治らないよ！』
と叱責されれば，途端にやる気をなくして，曝露療法をしなくなるでしょ
う。これは，頭ごなしに否定されるよりも，やる気を失わせる行為になっ
てしまいます。

選択的注意を日常ではどう使うか？

　もう一つ具体的な例を考えてみましょう。たとえば，洗浄強迫を持つ
子どもさんへの対応を考えてみましょう。彼には安全な場所があり，彼
の部屋に入る際は専用のスリッパを履く必要があります。そして部屋の
床は汚いものであり，ベッドの上だけが綺麗な場所です。洋服などが床
に置かれていると，汚いと感じ，洗濯をし直さないと着ることができ
ません。床にものを置こうものなら，「なんで，床に置くんだ！」と怒
鳴り散らし，洗い直しを家族に要求します。彼の日用品もすべて床に触

れたり，床に触れそうな机の端などに置くと，何度も拭き直さないといけません。

このとき，家族に洗い直しを要求したり，怒鳴り散らしたりする行動が減らしたい行動になります。では，増やしたい行動はどうでしょうか？増やしたい行動は，認知行動療法の勉強をする，強迫症の症状を勉強する，曝露療法をするということです。たとえば，机の上に強迫症の認知行動療法についての資料を置いておき，読んでいる様子をみつけたら，「ちゃんと，治療について真面目に考えているんだね」とほめます。一方，「なんで，ここに置くんだ！　床に落ちたかもしれないじゃないか！何度も拭かないといけないから苦しんだ！」と文句を言っても，「そうだよね……」など，最小限の反応をします。注目をしないということです。しかる必要はありません。むしろ，叱ることは本人にとって苦痛を生むだけです。こう考えてみてください，「本人は，苦しみを言っているだけで，『治療をしたくない』とは言っていない。本人もこの苦しみから逃げ出したいが，その方法を模索しているだけだ」と。

しばらく，話を聞いていると，もしかすると「いや，僕だって，治したいと思ってるんだ」とか，「もう，今日はつかれたし，拭かなくてもいいよ」「もう，汚れててもいいや，その辺に置いとく」などのような発言をするかもしれません。このような発言は，増やしたい行動になります。このように，待っていると，増やしたい行動が出現することがあります。叱ったり，強制的に触らせようとすると，このような自発的な行動を引き出せません。強迫症に対する認知行動療法は，非常に根気が必要な治療です。強制的に曝露療法を行うこともできますが，そのようにしてしまうと，認知行動療法は続けられないのです。認知行動療法を続けてもらうには，本人の自発的な行動を引き出して，ほめていく必要があるのです。

選択的注意を使われたときの相手の感覚

　選択的注意を使ったときに，相手から「私のネガティブな気持ちは取り上げられない」「成功したこと，頑張ったことしか取り上げられない」と思われると，その選択的注意はうまくいっていません。上手な選択的な注意をすると,「怒られることがない」「自分のことを信じてもらえる」「気持ちを受け入れてもらえている」「調子が悪いときでも，寄り添ってもらえる」という感覚になります。

　この違いを生む理由の一つは，ほめる／注目することと注目しないことの割合の問題があります。基本的には相手のことを常にほめて認めている状態があり，その中で注目しないということがほんの少しあるという状態が理想的です。この割合が崩れている状態では，「注目しない」が「無視される」という感覚に変わっていきます。

　もう一つの理由は,ネガティブな気持ちにも注目するということです。どうしても，前向きな発言や努力ばかりに注目されてほめられると，「ネガティブな気持ちは認められないのだ」「努力しなければ，認めてもらえない」という感覚に陥ってしまいます。この感覚がコントロールされている感覚へと繋がり，「素の自分を受け入れてもらえない」という感覚を生み出します。

本人が明らかに間違った対応をしている場合

　家族相談の場合は，認知行動療法を家族が正しく理解することが，最初に必要となります。その中で，本人が間違った対応をしていることに気がつくことがあるかもしれません。たとえば，「部屋に入るときに，くつ下を履き替えれば，家の床にある汚いものが自分の部屋に入ってこない。そうすれば,自分の部屋の床にものを落としても洗わなくてすむ」

と考えている例を考えてみましょう。この方法は家の汚れを回避しているだけで根本的な解決にはなりません。このような間違った対応をしている場合，「そのやり方は，よくならないよ」と周囲が指摘するのではなく，「このやり方だと，よくならない」と自分で気がつくように働きかけます。

　間違った対応というのは，その方法ではうまくいかないから間違っている方法なのです。つまり，どこかでうまくいかない場所があります。自分の部屋に入るときに，くつ下を履き替えたけれど，くつ下についていた汚れが地面に落ちたかどうかが気になりだすかもしれません。「誰かが自分の部屋に勝手に入って，部屋を汚したかもしれない」という心配がずっと続くかもしれません。そのようなときに，「自分の部屋にくつ下を履き替えて入る」という行動をすると，「余計に，不安が増えている（囚われが増えている）」という関係だけを指摘するのです。自分が選択した行動とその結果生じたことを結びつけるのです。

9. 強迫症の心理教育の方法

　強迫症の認知行動療法を始める最初のステップは心理教育になります。家族も強迫症について知り，一緒に症状を勉強していくことは強迫症の本人にとってもありがたいことです。

自分の頭がおかしくなったわけではないことを伝える

　強迫症の方の多くは，過剰な強迫行為や心配のために自分はおかしくなったと思っていることも多いです。そのため「自分は普通ではない」「こんな悩みを持っているのは自分だけなのだ」という孤独感にも悩みます。病気の症状を伝えていくというのは，「あなたがおかしいわけではない。病気の症状としてこのような行動が出ているのだ」と伝え，病気の症状と強迫症の本人とを分けていく作業になります。

　特に，強迫行為が我慢できない，苦手なものを避けるようになってしまうというのは，心の問題で起こっているわけではなく，強迫症の症状として起こっていることを伝えていきます。

強迫症の症状を一緒に話し合う

　強迫症の症状を話し合うには，パンフレット，本，ビデオなどの資料を一緒にみて話し合うことが一番スムーズです。資料に出てくる症状を持っているかどうかについて話し合い，日常の行動やその背景にある考えなどについて話し合います。

本人がどう捉え，どんな感想を持ったのかを
しっかりと聞く

　家族は，どうしても「苦手なものには立ち向かわないといけない」「我慢しないといけない」と考えてしまいがちです。そのため，曝露をすることにのみ注目をしがちですが，強迫症を持っていること，病気についてどう思っているかをしっかりと家族で共有することがとても大事です。

10.　手洗い・確認を強要してくる場合の対処法

　強迫症は家族を巻き込む病気です。家族は，本人の強迫行為に付き合わされ，家庭内のルールを強要される，確認や保証を求められるなどさまざまな要求をされます。特に，確認や保証を求められたり，再保証を求める行動に巻き込まれると，延々と同じような質問をされるといったことが起こります。

曖昧な状態が嫌なので，質問で打ち消そうとする

　このような再保証を求める行動の背景には，強迫症の考え方の癖である，「曖昧なものが苦手になる」という特性が関係しています。曖昧なものが苦手になるために，「リスク」が非常に怖くなってしまうのです。たとえば，「自分が外出中に部屋に誰かが入って，部屋が汚れたかもしれない」「もしかしたら，汚いものに触れたかもしれない」などのようにわずかな可能性でもリスクがとても怖くなります。このような，「部屋に誰か入った？」のような直接的な質問は，強迫症の症状だと分かりやすいのですが，「トイレから出たときに手を洗った方がいいのか？」「では，大便のときは洗わなくてもいいのか？」「洗い方を変えないといけないのはどんなときなのか？」と細かく質問を繰り返すときもあります。このように「正しいことを知りたい」「きちんと理解したい」という質問も強迫症の症状としての質問です。「綺麗かどうか？」という質問には，家族は巻き込まれていることに気がつきやすいのですが，「正しいことを知りたい」という質問には真面目に答えてしまっていることもあります。

質問に家族が答えているとなかなか症状がよくならない

　家族が強迫症の本人の質問に付き合って延々と答える，強迫行為に付き合うなどの行動をしていると強迫症の曝露をしてもなかなか効果が出てきません。そのため，この場合の対処方法をしっかりと把握することがとても大切です。まずは，巻き込まれている会話をみてみましょう。

強迫症に巻き込まれている会話

本人：「ねえ，家の台所のスイッチ消えてる？」

母親：「消えているよ」

本人：「ほんと？　もう一回つけてから消して，それから消えるか確認してよ」

母親：「はいはい，したよ。何もなかったよ」

本人：「本当？　何も起きない？」

母親：「何も起きないよ。スイッチが入っていても，何も起きないよ。電気代が上がるだけよ」

本人：「火事になったりしない？」

母親：「しないよ」

本人：「電気が漏れたりしてたら？」

母親：「漏れてないよ。さっき確認したし。漏れてても大丈夫だって」

本人：「電気が漏れてるかどうか，目でみて確認しても分からないんじゃない？」

母親：「目でみても分からないかもしれないけれど，今までそういうことはなかったから，大丈夫よ」

本人：「今までは，大丈夫だったかもしれないけれど，今日は大丈夫じゃないかもしれないよ？」

母親：「まあ，確かにそういうこともあるかもしれないけれど……」

本人：「だから，スイッチを何回かつけたり消したりして，正常になってるかどうか調べてよ」

母親：「はいはい……」

　この会話において，母親は子どもの不安を取り除こうとするのですが，取り除けずに質問を重ねられてしまいます。強迫症は，リスクに弱くなるので，保証をしても保証が100%の保証だと感じられなければ，安心できません。むしろ，保証をするためにさまざまな説明をすればするほど，いろいろなリスクに気付き不安は大きくなってしまいます。さらに，家族が大丈夫を連発し，最終的には投げやりに答えてしまうと不信感が生まれてしまいます。このような状況では逆に不安が増えていってしまうのです。

ソクラテス的質問法による心理教育

　このような質問や確認を繰り返すやり取りで最初にすることは強迫症の症状であると知ってもらうことです。ただし，これも一方的で説得・説教のように伝えてもなかなか理解が進みません。そこで，ソクラテス的質問法を使います。ソクラテス的質問法とは，ギリシャの哲学者ソクラテスが，相手に質問をする中で，相手に何かを悟らせる方法のことです。

　ソクラテス的質問法を使いながら，質問，保証，確認を要求することは，強迫症の症状であり，確認に答えても，最終的には安心感が得られないことを分かってもらいます。また，その背景にある考え方の癖についても言及していきます。次にその対話を紹介します。

ソクラテス的質問法による会話

本人：「ねえ，家の台所のスイッチ消えてる？」

母親：「私が，消えているって言ったら，どうなる？」

本人：「安心する。ねえねえ，消えてる？」

母親：「安心するよね。そしたら，その後は？」

本人：「大丈夫になるよ」

母親：「今まで，そうなってきた？」

本人：「………なってないけど……。でも，言ってもらったら，安心するから」

母親：「私が，消えているって言って，落ち着いた後はどうなると思う？」

本人：「後で，やっぱり気になるようになる……？」

母親：「そうそう。今まで，そうだったよね？　電話してきて，その後で，また電話してきたりしたよね？」

本人：「うーん。確かにそうだった」

母親：「これは，強迫症の症状だから，ホッとするのは一瞬で，また心配になってしまうのよね」

本人：「そうだけど……。ねえ，スイッチ消えてる？」

母親：「私が，スイッチが消えてるって言ったら，強迫症はどうなるの？」

本人：「治らないかもしれないけど……気になるから。ねえ，お願い」

……以下続く

　このように展開していきます。このように，「質問に答えるとどうなるの？」と聞き返すことで，家族に保証を求めることでは解決できないことに気付いてもらいます。

たとえ話を使う

　ソクラテス的質問法以外によく使う方法としてたとえ話をするという方法があります。強迫症の本人が心配していることをたとえ話にして説明することで，客観的に考えてもらうのです。下記の例では，保証を求める場合の会話を提示します。

本人：「電気がつけっぱなしになってても，火事にはならないの？」

母親：「電気がつけっぱなしでも，火事にはならないと思うよ」

本人：「でも，漏電とか，コンセントから発火するかもしれないよ？」

母親：「まあ，確かにそういう危険性もあるかもしれないよね」

本人：「だったら，やっぱり電気をつけっぱなしにすると危ないんじゃない？」

母親：「そうかもしれないね。火事になる確率は0%ではないよね」

本人：「でしょ？　そうしたら，やっぱり電気とかコンセントとかは危ないよね？」

母親：「確かに危ないかもね。たとえばなんだけれど……『外出すると，隕石が落ちてきて，頭に当たって死ぬことがあるから，外出することは危険』って言っている人がいたら，どう思う？」

本人：「道を歩いていて，隕石が当たって死ぬ人ってそうそういないよね」

母親：「でも，実際はそういう人もいるし，その可能性も0%ではないよね。そういうわずかな危険を怖がって，外に出ることをあきらめてしまうと生活が不便になると思わない？」

本人：「そうね。確かに，外に出るのにこんなに時間がかかるのは不便」

母親：「多少は，危険かもしれないけれど，電気のことを気にせずに外に出られた方が生活は楽になるよ」

……以下続く

このように，100％の保証を求めてくる場合は，危険性について話し合うのではなく，どう行動した方が生活に便利なのか，生活が楽になるのかについてたとえ話を使って説明することが有効です。

他のたとえ話の例では，『95％の確率で成功する手術を受けなければ，あと半年で命がなくなると言われたときにどうする？』『車や電車は，速く動く乗りものだし，交通事故にあって死ぬ可能性もあるから，どんな場所にも歩いていくという人がいたらどう思う？』などのたとえ話をしてみることもよい方法です。

選択肢を二つ提示する

もう一つの戦略は，今までと行動を変えるか，今までと同じ行動を選択するのかといった二つの選択肢をあげ，選んでもらうようにする方法です。この方法を使うと，「今までと同じ行動を選択したのは自分の責任なのだ」という感覚が強まります。同時に，辛いことへの共感をし，なんとかしようと思っていることを評価することも行います。選択的強化も混ぜ込むのです。

母親：「私が，スイッチが消えてるって言ったら，強迫症はどうなるの？」
本人：「治らないかもしれないけど……気になるから。ねえ，お願い」
母親：「確認して，今だけはすっきりする生き方と，確認をがまんして
　　　　確認している時間を減らす生き方のどっちがいい？」
本人：「えー。確認はして，確認している時間を減らす方がいい」
母親：「二つのうちのどちらかしか，選択肢はないよ。どっちがいいの？」
本人：「確認は，したい……だって，気になるし……」
母親：「じゃあ，今はすっきりして，確認をずっとし続ける生き方ね」
本人：「確認をずっとするのは嫌だ。だって，安心して外出できないし」

母親：「ほんとね。外出するたびに，こんなに気になってたら，本当に
　　　　辛いと思うよ」

本人：「ほんと，これがあるから外出できなくて，高校も辞めたし」

母親：「そうよね。いろいろ，無駄にしたものもあったしね」

本人：「でも，今日はきついから確認したい。ねえ，消えてる？」

母親：「じゃあ，確認をずっとし続ける方でいいのね？」

本人：「今日は，きついからいい。認知行動療法やった方がいいのは分
　　　　かるけど……今日はきつい」

母親：「認知行動療法やった方がいいって思ってるのね。いろいろと真
　　　　剣に考えているのね」

本人：「いや，考えてるよ。ほんと，強迫治したいし。でも，今日はだ
　　　　め……」

母親：「そう，分かった。じゃあ，スイッチ消えてるか見てくるね」

　このように，会話の中で，辛いことへの共感，変化することへの願望
を拾うなどのことをすれば，たとえ最終的に強迫行為を行ったとしても，
認知行動療法へのモチベーションや意識は上がります。

質問に答えてしまっても失敗ではない

　家族は，確認や質問に巻き込まれ，それに答えてしまうことは少なか
らずあると思います。特に，強迫症の発症初期には家族が不安を消して
あげようと確認や質問にしっかりと付き合ってしまうことも非常に多い
のです。

　ここで思い出してほしいのは，強迫症は強迫行為が止められない病気
であるということです。このような確認や質問は，止めることが非常に
難しい行動です。本人も，止めたいとは思うけれど止められないのです。

また，認知行動療法の中心は強迫行為を止めるのではなく曝露をすることだということも覚えておいて下さい。このような確認や質問に答えることよりも，曝露を応援しサポートする方が治療を考えていく上では遥かに大事なことです。そのため，治療では，家族がまきこまれている症状を先手を打って曝露で治療する必要があります。

11. 曝露への誘い方

　最近は，強迫症の当事者もなんらかの形で曝露しなければ治らないという情報を得ていることが多いです。家族との関わりの中で，嫌なことをしていかなければならないのだと察していることもあります。その中で，「嫌なことをあえてしていこう」と曝露を全面に押し出した関わりをすると，反発にあってしまいます。

どんなに簡単そうにみえる曝露でも，曝露にはとても苦痛が伴う

　強迫症の当事者にとって，自分が嫌悪するもの・不安になるものの苦痛はとても大きいものです。たとえば，自分が何年にもわたってずっと苦しんでいる病気があるとします。その病気が「トイレに触っただけで治る」と言われたらどうでしょうか？「鍵をかけずに家から外出するだけで治る」と言われたらどうでしょうか？　多くの強迫症を持たない方は，『それで病気が治るならする』と思うでしょう。しかし，多くの強迫症の方はこのような説明を受けても，指示された行動をすることはなかなかできません。なぜなら，それくらい指示された行動(曝露)が苦しいからです。

曝露をするには本人の同意が必要

　ときどき，家族が無理矢理に，汚いものを触らせる，確認をしないように求めるなどの行動を強要する例がありますが，これはうまくいきません。当事者に強い苦痛が生じ，場合によっては家族に対する激しい怒りが生じます。

もし，曝露を強要したとすると，数回は曝露を行えるかもしれません。しかし，本人の意思ではないため，続けて曝露に取り組むことは難しくなります。本人が継続的に曝露に取り組めない場合，長期的にみると治療は失敗してしまいます。

強迫行為が止められずに苦しんでいることに共感する

強迫症のほとんどの人は，強迫行為に苦しんでいます。手洗いや確認などをしたくないと思っているのです。そのため，この苦しさに共感していきます。たとえば，「毎日，手洗いが止められなくて，毎日が苦しいよね」と伝えます。

特に強迫行為が止めたくても止められないことに共感します。多くの強迫症の人は，「止めたくても止められない」のです。これは，本人の意思の問題ではなく，病気の症状であるという明確な姿勢が必要です。

生活の中で不自由が生じて苦しんでいることに共感する

強迫症の症状があると何かしらの生活上の不自由が生じます。たとえば，「外出の際にトイレに行けないので，外出できる範囲が限られている」「外に出るまでに時間がかかるので疲れる」「先の先のことまで考えて，確認をしないでいいように生活を組み立てようとするので疲れる」「家のものが汚れたかどうかをいつも気にしていないといけないので疲れる」などさまざまな生活上の不自由があります。この不自由さを取り除くために治療をしていく必要があるのです。

一緒に病気のことを考えていこうと伝える

　強迫症は，一見すると性格のようにみえることがあるかもしれません。本人もこれは性格なのだと思っていることもあります。しかし，これでは治療がうまくいきません。強迫症を克服するために，家族と本人がチームになることが必要なのです。そのためには，何が強迫症の症状なのか，何が本人の性格なのかをしっかりと分けることが大切です。「病気の症状で，汚いものが嫌になっているんだよね」「一緒に，確認が止められないことを，どうするか考えていこう」のように，病気と本人の性格を切り離し，病気の症状に向けてどうしていくかを考えていくように話を進めます。

強迫行為をする生活の方がいいと反発する場合

　強迫症の一部の方は，強迫行為を好きで行っているという意識があります。たとえば，「汚いから手を洗っている」「本当に危ないから確認が必要なんだ」「整理整頓された状態じゃないと嫌だからきちんとしたい」などのように強迫行為をし続ける生活の方がよいと主張する場合です。

　このような場合，症状が出現してからどんどん症状が悪くなっていることを伝えます。「どんどん，汚いと思っているものが増えてしまっているよね」「確認することがどんどん増えていっているよね」「これじゃ納得できないというものが増えていっているよね」などのように症状が悪化していっていることを伝えます。また，強迫行為に時間がとられてしまい，日常生活の中でやりたいことができなくなっていることも伝えます。

強迫行為が必要だと言い張る場合

　強迫行為がいきすぎている，ばかばかしいと思う感覚を専門的には病識といいます。病識があると，認知行動療法などの治療に協力的であり，病識がないと治療を拒否しやすくなります。この病識は，それぞれの症状に応じて少しずつ変わってきます。たとえば，洗浄強迫と確認強迫を持っている人で，洗浄行為はやりすぎだと思っているけれど，確認行為は必要だと思っていることはよくあります。さらには，同じ症状の中でも場面ごとに認識が違うこともあります。たとえば，外から帰った後の手洗いはやりすぎだと思うけれど，トイレの後に 10 分ほど手を洗うのは必要だと思っているなどです。

　強迫行為が必要だと言い張る場合，周囲は強迫行為だと思っていますが，本人は強迫行為だと認めないといったことが起こります。たとえば，食事の前には手を 15 分は洗わないと病気になってしまうという例を考えてみましょう。家族は，そこまでの過剰な手洗いは必要ないし，病気にはならないと説得しようとします。しかし，本人は，「自分は体が弱いから，病気になる」などのように個人的な理由を持ち出して，手洗いが必要だと言い張ります。このような抵抗がある場合は，「あなたの心配が，本当に当たっているのか，当たらないのかをしっかりと調べてみよう」と話を進めていくことが必要です。

　このようなときには，アレルギー・テストのたとえ話などが役に立ちます。アレルギーも症状が出たときに，何が原因なのか分からない場合があります。そのときに，○○がアレルギーの原因かもしれないと推測で考えるのではなくて，実際にアレルギーの原因になる可能性がある物質を皮膚に接触させるプリックテストやパッチテストというものをします。こうすることで，本当のアレルギーの原因が分かります。そうすると，しっかりとした対策が立てられるわけです。しかし，強迫症は強迫

行為や回避をしてしまうために，心配が当たるのかどうなのかが客観的に分からない状態にあります。そこで，実際に試してみて因果関係をはっきりさせようと誘うのです。

強迫行為が必要ない行為であることを知ってもらう

　強迫症の治療を考える上で，「自分の心配は，病気の症状から来ているのだ」と知ることはとても大事です。特に子どもの場合は，自分の心配は普通の心配で過剰ではないと思っている場合も多いのです。たとえば，「手を洗わないと病気になる」「確認しないと火事になる」「悪いことを考えると本当に誰かが不幸になる」などと信じている場合があります。この状態だと曝露へのハードルがとても高いのです。

　この場合，まずは「普通の人は，手洗いをどうしているのか」「普通の人はどれくらいの確認をしているのか」「悪いことを考えたことがない人など本当にいるのか？」などを一緒に調べていきます。

　このとき大切なポイントとしては，やはり「説得しないで体験をさせる」ということになります。口頭で説明をしてもなかなか受け入れられないので，自分で調べてもらったり，他の人を観察してもらったりします。

　もう一つのポイントは，「予測をさせて，予測が当たったかどうかを突き合わせる」ということです。たとえば，「外から帰ったときに手を洗わないと病気になる」と考えている人には，「外から帰ってきたときに手を洗わないと，何％の確率で病気になるのか？」と予測させ，いろいろな人に「外から帰って手を洗わないと病気になりましたか？」とインタビューをしてもらうのです。もし，仮に予測をさせずにインタビューをさせてしまうと，「今回聞いた人は，たまたま健康的な人だった。自分は違う」というように，インタビューの結果を解釈してしまう可能性があります。

このような体験を通して，「強迫行為は必要のない行為であり，自分が考えている心配はどうやら気にしなくてもよいことらしい」という状態を作っていきます。この状態が曝露への抵抗感を減らしていくのです。

曝露の計画を立てる

曝露の計画を一人で最初から立てられる人はいません。特に子どもの場合は一緒に曝露の計画を立てていく必要があります。曝露の計画は，共有しておくとよいでしょう。

曝露の手本をみせる

曝露へのハードルを上げる一つの理由に，曝露をしている様子をみたことがないというものがあります。特に子どもさんの場合は，家族が曝露を手本として繰り返しみせるということが効果を持ちます。「目の前にいる人が曝露をしても，特に心配がる様子がない」という経験を何度もすることで，「自分もやれるかもしれない」という気持ちが高まっていきます。

大きな曝露も小さく分解して挑戦してみる

曝露の課題が難しく「こんな曝露はできない」と言われる場合は，その場で少しづつステップアップさせていきます。たとえば「トイレの便器に触る」という曝露の場合，トイレのフタに触ってみる，便器に手を近付けてみる，爪の先だけ触ってみるなどの手前のステップを先に挑戦させるのです。手前のステップへの曝露を何回か繰り返した後であれば，先程の「トイレの便器に触る」という課題も達成できる可能性が高まります。

12.　強迫症と引きこもり

　強迫症は，回避行動が多いために，家に引きこもりの状態になること
も多い病気です。引きこもりは，いろいろな状態で生じますが，若い人
では不登校の経験から引きこもりへと移行することもよくあります。成
人から引きこもっている場合は強迫症の発症によって引きこもっている
ことが多いです。また，強迫症を出産後に悪化させたり，発症する場合
もあり，専業主婦だけれどほぼ引きこもり状態になっている方も多いの
です。引きこもりの状態になると，強迫症への治療意欲も低くなってし
まいますし，何よりも生活をよくしていこうという意欲も低くなってし
まいます。

　強迫症は，発症初期には強迫行為が止められないという状態が目立っ
ています。その後，時間の経過と共に，強迫観念が浮かびそうな状態を
回避するために，強迫行為はおさまってきます。特に引きこもりの状態
にある場合は，強迫行為が少なくなってくるので，一見問題が収まって
くるようにみえます。しかし，回避行動が増えるほど，不安に対する耐
性が落ちていくのです。

　引きこもりの状態にある場合，まずは家庭内での強迫症状をある程度
改善させる必要があります。家にいる状態でも症状がひどく，苦しんで
いるところから治療していきます。このとき，「本人を頑張らせる」と
いう方向ではなく，「強迫症を治療することで生活が楽になっていく」
という実感を持ってもらうように支援する必要があります。特に強迫
症の病気である期間が長いと曝露に対する拒絶感がとても大きいものに
なっていきます。「認知行動療法＝曝露＝絶対無理」という図式が成り
立っている方も多いのです。そこで，最初は心理教育や，曝露を伴わな
い行動実験から始めて，曝露へと繋げていきます。

13. 曝露以外での生活の工夫

　曝露にチャレンジするまでに時間がかかる場合もとても多いと思います。家族の関わりの中でも工夫できる点がいくつかあります。

強迫行為を止めるタイミングにも注意する

　強迫症は，手洗いや確認行為などに時間がかかる病気です。しかし，よくよく観察すると，そこには一定のパターンが組み合わさっていることが分かります。最も分かりやすいのは，手洗いです。

　たとえば，①右手，左手と順番に手を水で濡らす，②右手に石鹸をつける，左手に石鹸をつける，③右手のあわを落とす，左手のあわを落とす，④あわを落とし終わった後に，「もしかして，水が跳ね返って手が汚れたかも……」と思い，②に戻る……のようにサイクルがあるのです。このとき，②の最中に「いい加減，手洗いは止めなさい」と声をかけるとどうでしょうか？　本人からしてみれば，「今，声をかけられると，どこまで洗ったか分からなくなるじゃないか！」という気持ちになるはずです。そうすると，イライラしてきます。これは強迫症の完全主義と呼ばれる特徴です。

　たとえ，非常に長い強迫行為でも，いくつかのパターンから成り立っていることが多いのです。なぜなら，パターン化することで，強迫行為をする回数を減らそうとしているからです。たとえば，外出時の鍵のチェックの順番を決めていると，途中でどこまで確認したか分からなくなっても，「いま，トイレを確認しているから，部屋はすでに確認しているはず……」のように，確認しなくてよいからです。

　この声をかけるタイミングは，強迫行為の流れをみていると分かりま

す。この一連の流れが終わったときに声をかけるのがベストなタイミングです。ときに、「いつもは3回、手洗いをしていたけれど、今日は2回で終われたね」と声をかけることもできます。

強迫行為の手順を省く、簡素化する

　この方法は、強迫症以外に知的障害、自閉スペクトラム症などの合併がある場合によく用います。これらの合併症があるとなかなか日々の生活の中で曝露療法に取り組むことが難しくなります。その理由は、日常生活の中で、とても混乱しやすく、パニックになりやすいからです。こういうときは、曝露をしても、パニックになるだけで曝露療法がうまくいきません。

　このようなときは、手順を省いたり、簡素化したりと強迫観念が出現しないような環境づくりをします。たとえば、洗浄強迫であれば、手洗いに失敗しないように、水の勢いを調整し、落ち着いた場所で手洗いができるようにします。

　確認強迫であれば、確認するものが少なくてすむように、使わないスイッチはカバーをかぶせておく、落しものが気になる場合は、ものを持っていかないなどといった対策をします。

　数を数えてしまう場合は、数えるものを少なくしたりします。ポイントは、手順をどうしたら省けるか、簡素化できるかという点と、手洗い・確認をするときは、ゆっくりする・余計な不安が出ないようにするという方法を考えることです。

　そして、このような方法を取った後が本当に大切です。この後に、一つの刺激に絞って曝露を行っていきます。というのも、複数の要因が混入してしまうと、再び混乱してしまうためです。

ユーモアを使う／温かい雰囲気

　強迫症に本人も家族もとらわれてしまうと，延々と考え続けて，真面目な雰囲気になってしまいます。そうすると，余計に「ちゃんとしなきゃ」「不安に対処しなきゃ」「○○すべき」という雰囲気が生まれてしまいます。ときにはユーモアを使い，楽しい雰囲気があると不安は紛れてきます。家庭に，「ちゃんとしなくていい」「失敗してもいい」「人に多少は迷惑がかかっても当たり前」という雰囲気があると強迫症の本人も生きやすいのです。

　また，家族が鍵を閉め忘れていた話や，床に落ちた食べものを拾って食べてしまった話などの体験談をにこやかに話すことで，強迫症の本人の不安が和らぐこともあります。家族に曝露に近い体験があれば「落としものをしても大丈夫だった」「インフルエンザになったけれど大丈夫だった」などのように本人に伝えてみるのもよいです。

第5章

Q&A

ここでは，治療に関することでよくある質問を紹介します。

Q 1 強迫観念に抵抗する（我慢する）ことで，強迫症は治療できるのでしょうか？

A 1 完全に我慢できれば，強迫症は治療できるでしょう。強迫症の多くはこの方法を取りますが，失敗します。なぜなら，強迫行為が我慢できない病気が強迫症だからです。また，積極的な曝露療法を通して嫌なことを経験しなければ，嫌悪感は持続します。たとえば，トイレから出てくるときに，手を洗わずに出てくることは曝露になっていません。普通の人が生活の中で経験するような状況で強迫行為を我慢するのは，ただただ辛いだけですし，失敗しやすいのです。

Q 2 強迫観念を頭の中で打ち消せば，強迫症はよくなりますか？

A 2 たとえば，『外から帰ってきたときについていた菌は，主に服についていて，その服を洗濯したから，菌はついていない……だから，今の自分は綺麗なはずだ』などのように，今の自分を綺麗であると保証する材料を探すことは，頭の中で行われる強迫行為になります。また，別のことに集中しようとして，頭の中から追い出すように

気を紛らわすような行動をするなどは，目にみえませんが強迫行為になります。このように頭の中で浮かんできた強迫観念をなんとかしようとする行為はすべて強迫行為になります。

**Q3 強迫症にきっかけはありますか？
トラウマは関係していますか？**

A3 強迫症の発症前に虐待，いじめ，誰かを傷つける，恐怖感を覚えるようなトラウマ，喪失体験などを持っている方は多いです。これらの出来事をきっかけに，罪悪感・恥・不安・緊張などの感情を日常的に持ち，その気持ちを安定させるために強迫行為を行うようになることはよくみられます。

　しかし，強迫症は行動の習慣によって維持される病気です。トラウマが発症のきっかけにはなっていても，維持要因になっているかは別です。実際には，トラウマの治療が必要で，トラウマの治療を行うことで強迫症状が軽くなる場合もあります。この場合，罪悪感・恥の感情が強い方が多いです。一方で，トラウマの治療をしても，強迫症状にはほぼ影響がない方もいます。

Q4 嫌なものを避けること（回避）が，どうしていけないのでしょう？

A4 家の中，自分の住んでいる空間が清潔に保たれており，外からの汚れを持ち込ませないようにしていれば，手洗いなどの強迫行為はあまりみられなくなります。強迫症の隠れた症状が回避になります。この回避が強いと手洗いなどの強迫行為はみかけ上は少ないことがあります。

　しかし，自分の生活できる空間が限られてしまいます。外出しようとしても，外出できる範囲が限られているなど制約がとても多い生活に

なってしまいます。また，いつ自分の清潔な空間がおびやかされるか分からないので常に気を張っていなければいけません。このため，非常に疲れてしまいます。さらに，このような清潔な場所は，ふとした事故で狭まってしまいます。たとえば，家族がベランダに落ちた靴下を床においてしまうなどの事故が起こると，清潔にしている場所が狭まってしまいます。このように嫌なものを避け続けていると，疲れますし，日常生活に制限がとても多いのです。

Q 5　何回まで確認していいですか？

A 5　基本的には１回も確認しないようにすることが必要です。１回の確認行為でも，強迫行為になります。強迫症は強迫行為を行うと症状が維持され，悪化する可能性もありますので，１回もしない方がよいです。ただし，仕事上不都合がある場合は，その職場のルールに従います。

Q 6　曝露療法をして悪くならないのですか？

A 6　初めての曝露療法をする際にはこのような疑問が出てくると思います。悪化するとは，強迫行為が酷くなる，強迫観念が酷くなるという意味だと思います。しかし曝露療法は，しっかりと最後までやり遂げれば症状は悪化することはありません。むしろ，途中で投げ出し，あまり苦痛でない刺激から曝露療法を始めた場合は，あまりよくならずに苦痛をずっと感じて，なかなか慣れないことが多いです。

　また，強迫症の症状はうつりかわっていきます。曝露をしたことで，気になっていたことが気にならなくなり，別に気になっていたことが出てくることもあります。これは，曝露によって症状が悪化したのではなく，

強迫症の症状がもともとうつりかわっていく特性を持っているからです。

Q7　曝露をしても，本当に大丈夫なのかどうか分かりません

A7　曝露をする勇気が出ないときに，「本当に曝露をしても大丈夫なのか？」という疑問は湧いてくると思います。このときに，周囲の人に聞くと，「私は，そういうことはできないな」と言われるかもしれません。たとえば，「トイレの床に触ってみるなんて，汚くて難しいな」と答えが返ってくるかもしれません。そうすると，ますます曝露をして大丈夫なのか不安になってくると思います。そういうときは，「緊急事態が起こったときは，できる？」と重ねて聞いてみて下さい。たとえば，「トイレの床にスマートフォンが落ちたら，拾う？」などのように聞くのです。このときに，「それだったら，嫌だけどやるかな……」と返事が返ってくるのであれば，その曝露をしても大丈夫です。

　ただ，それでも曝露をする勇気が持てない場合は，家族や友人が曝露の課題を実際にやってみる様子を何度もみる。周囲の人が，どうしているのかを観察するということも役に立ちます。

Q8　曝露療法をしてみたけれど，まったく苦痛が出ないことがある場合は？

A8　ときどき，曝露療法がうまくいかない場合にこの問題が出てきます。たとえば，洗浄強迫の方に床に触ってみましょうと言うと，なんの苦痛もなく床に触れたりします。そして，その手で顔を触ってみましょうと言うと，それも平気……。手洗いが多いのになぜなのかと，患者さんは思ったりします。治療の中で床に触るのが平気だと分かることにはとても意味があります。一方，床に触るという曝露だけでは，治療には不十分だということになります。

　このとき，不安／嫌悪を引き出す条件をもう一度見直してみる必要があります。たとえば，触った手でいろんな場所に触るのが嫌，自分が大事にしているものに触るのが嫌，体内に入りそうな場所に触る（たとえば，箸やコップ）のが嫌，などです。この条件が分かっていないと曝露のしっかりとした計画が立てられないのです。曝露療法がうまくなるには，さまざまな曝露療法を通して自分が最も苦手な条件，状態をみつけていくことになります。最初は，治療者と一緒に探すことがベストです。強迫症の治療者は，いろいろなパターンを提示してくれるはずです。自分でやる場合は，手当たり次第に曝露療法をしてみることも一つの方法です。

Q 9　どこからが強迫行為でどこまでが強迫行為ではないのですか？

A 9　どこまでが正常な手洗いなのか，どこからが異常な手洗いなのかは，はっきりとした線引きができません。確認も同じです。そして，この疑問に答えを出そうと考えていることが強迫症の症状であり，反芻を引き起こす原因になります。その行動が生活を制限しているか，不便にしているかと考えていくことが必要です。生活を不便にしている行動であれば，治療をしていくと考えるのがよいでしょう。

Q 10　妄想のような心配をします。私は強迫症なのですか？

A 10　強迫症は手洗い・確認などがあれば，分かりやすいのですが，縁起強迫，想像型強迫などの症状は分かりづらいので自分でも確信が持てないと思います。自分は妄想を持っており，統合失調症なのではないかと思っている方もいます。しかし，妄想は自分で妄想だと疑うことはできません。妄想とはそのくらい，頭に浮かんだことを信じ

きっています。

強迫症を疑うポイントはどこですか？

強迫症には必ず，強迫行為が伴います。強迫行為は何なのか？をチェックしてみるとよいでしょう。強迫症の症状リストがありますので，そのような症状リストをみてみることもよい方法です。ただし，症状リストに載っていない強迫症の症状もたくさんあります。

その行為が強迫行為かどうかを判定するために重要な要素は，『その行為を行うことで，不安・嫌悪感を消そうとしているか？』という点です。たとえば，体のちょっとした不調が重大な病気かもしれない……と考えて，インターネットで調べたり，診察を受けたりするなどの行為は，不安・嫌悪感を消そうとする行為です。特に心の中で行う強迫行為は見落としやすいのでチェックしてみる必要があります。

次に重要なのは，『何度も行っているか？』という点です。たとえば，手洗いや確認でも，1回で終われば，問題ではありません。しかし，強迫症の方は，一度，気にならなくなったとしても，再び強迫行為をしなければ，不安・嫌悪感が消えないという状況に陥ります。

「汚いもの」と「汚くないもの」のつじつまがあわないのはどうしてなのですか？

洗浄強迫の方の「汚れ」に関する感じ方には，個人的な主観がかなり影響しています。極端な例だと，『自分の部屋で掃除機をかけると，ホコリがまって空気が汚れてしまうから，掃除機はかけない。掃除もしない』ということもあります。このように，一般的な視点からみるとつじつまがあわない方が強迫症らしいと言えます。

このとき，一般的な衛生観念から離れて，「何が嫌なんだろう，どう

して嫌なんだろう？」という話を本人としていくことがとても大切になります。強迫症の方の中には，自分の考えがおかしいと思っている方も多く，恥ずかしさのために言わない方もいます。そのような場合，家族内で孤独を感じているのです。また，本人なりの理由を知ることは，介入を考えていく上でもとても大切です。どの場面，どの行動から介入していくかを考えていく上では，本人を知るというのがとても大切です。

Q 13　強迫観念にとらわれているとき，目つきが変わります。これは異常ですか？

A 13 強迫観念にとらわれているとき，その苦痛はとても大きいのです。そのため，家族がルールを破ったことに対して怒鳴り散らしたりすることもあります。これは，本人からすれば，「本当に苦痛だから，そうするしかない」という感覚になります。

Q 14　職場で強迫症の人を雇用する際に，どう配慮したらよいですか？

A 14 職場によって手洗い確認が求められることもよくあります。その場合，職場で決められた手洗い確認の回数以上になっている場合は声掛けをして止めるように伝えましょう。上司からの声掛けで止められることがあります。また規定がない場面では，手洗い確認をしないようにルールを決めた方がよいです。そして，作業にどうしても時間がかかってしまうこと，強迫行為が止めたくても止められないことを理解していただくとよいと思います。特に急なトラブルで，作業時間が長くなります。

　仕事の作業の中で強迫症状が出ているときもあります。その場合の治療は職場の中でしかできません。そのために，練習の機会を与えるということも大切です。

　確認を手伝ってもらう，同じような質問を何度もしてくる場合は，「そ

れは症状だから，手伝わないよ」と症状を指摘し，強迫行為を止める対
応も大切です。

Q 15 生活上，強迫行為をしなければならないときは，どう治療するとよいですか？

A 15 お風呂に入る，顔を洗う，歯磨きをするなどの行為は，強迫行為にもなり，日常生活においても必要な行為になります。このような行為にかかる時間を減らそうとする場合，「普段のお風呂に入る時間を短くする」という目標で治療を行うとなかなかうまくいきません。なぜなら，強迫症は「強迫行為を止められない病気」なので，なかなか短くならないのです。このような場合，二つのポイントがあります。一つ目は，「洗浄行為が不必要な場面で，短くすることに挑戦する」です。たとえば，手を洗う必要がない場合に，わざわざ洗面所に行き，短くした手洗いを行うのです。この場合だと，普段の手洗いのときに比べて，短い手洗いを行うことができますし，「洗い足りない」という不全感に曝露を行うことができます。二つ目は，「洗い方を変える」という方法です。手洗いを親指から順に洗う方は，小指から順番に洗ってみる，石鹸をつけて洗う方は，石鹸をつけずに洗ってみるようにします。

Q 16 普段自分が，どんなふうに歯磨き・手洗いをしていいのか分からなくなりました

A 16 強迫症の症状が進むと，元々，自分がどんなふうに歯を磨いていたのか，手を洗っていたのかが分からなくなります。また，医学的に正しいとされる手順を厳密に守ろうとすると，かえって時間がかかり生活に支障が出ることもあります。そのため，日常生活の中で，何を基準にしていいのかが分からなくなります。

　この場合は，正しさ・正確性と時間の短さ・効率性を天秤にかけ，

自分の生活に支障のない範囲で，正しく・正確な歯磨き・手洗いを決めるとよいでしょう。そして，その手順を正確に守り続けることが必要です。しかし，強迫症の症状として正確に守り続けようとすると時間が少しずつ延びてしまうため，「手順を入れ替える」「手順を省く」という曝露を行います。たとえば，歯を右上から必ず磨く人は，左下から磨き始めます。手洗いのときに，指の間まで洗う人は，指の間を洗わずに手洗いを終えるようにします。このような曝露を通して，洗浄行為の時間が短くなってきます。

　このような状態にいるとき，「適当にやる」というのは，治療の目標設定としてハードルが高いため，なかなか達成できません。これは，不確定性への非耐性があるために，まったく参考になるものがない状態だと，症状が強く出るためです。そのため，ある程度の手順を決め，「そこからやり方を変えても大丈夫」という曝露を行っていく方がよいです。

Q 17　自分の曝露が正しく行われているのか心配になる

A 17　自分がやっている曝露が正しいか分からないと，正しい曝露を求めて治療者を質問責めにしてしまうことがあります。しかし，正しい曝露が行われていることよりも，生活が楽になっているかどうかの方が重要です。正しくない曝露を行っても，症状が改善し，生活が楽になっているのであれば，問題はありません。

Q 18　曝露でどれくらいのことにまでチャレンジした方がいいのか分かりません

A 18　曝露で挑戦する項目は，「トイレの床を触る」など，強迫症がない人にとっても嫌なものになります。強迫症の再発防止のためには，このように強迫症がない人にとっても苦しい事柄に対して

曝露する必要があります。また，もし「トイレの床を触る」という曝露ができないと，トイレに入った際に床にものが落ちないか常に不安になるでしょう。また，トイレで携帯電話を落とした場合には，拾えなくなると予想できます。このように，『いざというときに，その行動がとれないと困ること』に対しては，慣れていく必要があります。

Q 19 強迫観念を引き起こす引き金がみつからない場合は，どうやって曝露をするといいのでしょうか？

A 19 強迫観念は，引き金がなく出てくることもあります。そのため，引き金がみつからないこともありますが，回避行動は必ずあります。自分が何を避けているのか，何をすることが嫌なのかを考えると，曝露をする対象が明確になります。

Q 20 歯磨きなどで手順が分からない場合はどうしたらいいでしょうか？

A 20 強迫症状が一定以上強くなると，歯磨きなどの「普通の洗い方」が分からなくなります。その場合は，「正しい手順」ではなく，「生活をするのに時間をとられない手順」を家族などと一緒に決めるとよいでしょう。また，曝露の中では，手順を複数用意し，手順を変えても大丈夫だという体験をしておくとよいでしょう。

Q 21 自分で心配が強迫症と気づくコツはありますか？

A 21 強迫症の中心には不確定性への非耐性があります。そのため，『もしかしたら，鍵を閉め忘れているかも』『万が一，洗い残しがあったら……』『事故を起こしたかもしれない』『虫がいたら，どうしよう』などのように可能性に関する心配が出てきます。これら，可能

性に関する心配が出てきたら，強迫症の症状だと思ってよいです。

Q 22　曝露をした後に強迫行為を我慢するコツはありますか？

A 22　強迫症は，強迫行為を我慢することが最も苦手なことです。そのため，自分の力で強迫行為を我慢するより，強迫行為ができないか，強迫行為を諦めるようになるように曝露の計画を立てることがコツです。たとえば，家中を汚してしまうと洗浄することを諦めやすいでしょう。さまざまな人とすれ違うと，どこで誰とすれ違ったかを思い出すことが難しくなります。

Q 23　曝露をすると，不安が増えてしまうのはなぜですか？

A 23　曝露をする前は，生活の中で不安なことを避け続けている状態です。そのため，回避行動をたくさんしている方は，曝露をすると，一次的に不安になることが増えることがあります。この不安を乗り越え，曝露を継続していくことも大事です。一方で，ざわざわ・そわそわなどの落ち着かない身体感覚が継続している場合は，その身体感覚を先に落ち着けた方が，よいことが多いです。

Q 24　納得すると強迫観念が消えてしまうのはなぜですか？

A 24　不確定性への非耐性は，『納得がいかない』『腑に落ちない』という感覚を生み出します。しかし，世の中には，100％ありえないということも存在します。そのような心配の場合，『自分が心配していることは，起きないんだ』と納得すると，その心配がほとんど出なくなります。ただ，多くの症状は，曝露などの体験が必要になります。

あとがき

　強迫症という病は，当事者も家族も真面目にさせてしまいます。強迫症になると気になることが増え，『強迫行為を止めなければならない』，『曝露をしなければならない』という『すべき思考』にとらわれていきます。家族も，当事者の不安・疑問に対応する中で，強迫的な考えになっていくし，『家族がするべき対応』にだんだんととらわれていきます。「○○すべき」が増えていくと，どんどん追い込まれていき，生活は苦しくなっていきます。

　強迫症の当事者会をしていると，『当事者あるある』を共有することがとても治療的だなと感じます。「あ，そういうのあるある」，「それ分かります」「私も，それです」と共感し合うと，『私は変だ』という感覚が減ってきます。「曝露ができない」という話題もよく出てきます。それを「私もできない」と共感されると，ホッとします。自分の強迫症にまつわる苦しさが，「失敗談」「笑い話」として共有されると，生活していく気力がもどってくるように思います。中には，認知行動療法のテキストにはのっていないようなアイデアで強迫症が軽くなったことを報告してくれる人もいて，まだまだいろいろなやり方があるんだなと思ったりします。

　強迫症の認知行動療法を超えた所で，治療に大事なことは，『自分が受け入れられる』『人と繋がる』という体験だと思うのです。強迫行為

に頼った解決をしようとするとき，人はそもそも不安で余裕がないことが多いのです。人は自分のことをわかってくれる人と繋がっていると感じると，安心感を感じ，こだわりも減ってきます。そして，強迫行為に頼ることも減ります。『とりあえずやってみる』『失敗してもいい』『問題が起こってもいい』『人に迷惑かけてもいい』という勇気は，それを保証してくれる人たちの中で育まれていく感覚だと思うのです。強迫症の当事者も家族もまだまだ孤独だと感じます。この本を通して，当事者同士や当事者家族，そして治療者と繋がって欲しいなと思います。

　最後に，私事ではありますが，私自身も強迫的に原稿を書き直す癖があり，その点では，まだまだだなと思っています。『これでいいのか？』『間違った知識を伝えていないか？』『まだ，書き残していることはないのか？』という考えがわき，何度も原稿を読み直してしまいます。そんなとき，私自身も『とりあえず，やってから考えよう』『なんとかなる』『死にはしない』と心のなかで唱えています。そして，長きに渡って，編集担当をして頂いた中村奈々様には，感謝申し上げます。

2022 年 10 月

著者略歴

矢野　宏之（やの　ひろゆき）

　公認心理師，臨床心理士，久留米大学大学院心理学研究科を卒業後，熊本大学医学部附属病院 神経精神科での勤務を経て，九州大学人間環境学府人間共生システム専攻単位修得退学。

　現在は，EMDR 専門カウンセリングルーム リソルサ在籍。

強迫症を克服する

当事者と家族のための認知行動療法

2022 年 11 月 10 日　発行
2023 年 5 月 10 日　2 刷

著　者　矢野宏之
発行者　立石正信

印刷・製本　シナノ印刷
装丁　戸塚泰雄 (nu)
装画　ムラサキユリエ

株式会社　金剛出版
〒 112-0005　東京都文京区水道 1-5-16
　　　　　　電話 03（3815）6661（代）
　　　　　　FAX03（3818）6848

ISBN978-4-7724-1937-6　C3011　　　　　Printed in Japan ©2022

精神療法の理論と実践
日常臨床における面接技法

［著］＝中尾智博

●A5判 ●上製 ●216頁 ●定価 **3,960** 円
● ISBN978-4-7724-1912-3 C3011

強迫症などを専門とする稀代の行動療法家による，
日々の臨床で精神療法的接近が
できるようになることを目的とした，
治療的戦略の書。

ICD-11・DSM-5 準拠
新・臨床家のための精神医学ガイドブック

［著］＝池田 健

●A5判 ●並製 ●368頁 ●定価 **3,960** 円
● ISBN978-4-7724-1894-2 C3011

ICD-11・DSM-5 に準拠した
症状の診かた・診断の考えかたを
豊富な事例で解説。
好評既刊を大幅改訂した精神医学ガイドの決定版。

認知行動療法実践のコツ
臨床家の治療パフォーマンスをあげるための技術

［著］＝原井宏明

●A5判 ●並製 ●256頁 ●定価 **3,740** 円
● ISBN978-4-7724-1780-8 C3011

OCD 関連疾患，恐怖症などを主な対象とし，
エクスポージャーや動機づけ面接を中心とした
行動療法を長年実践してきた
著者による治療論。

価格は 10%税込です。

もう一歩上を目指す人のための
集団認知行動療法治療者マニュアル
［編著］=中島美鈴　藤澤大介　松永美希　大谷 真

●B5判 ●並製 ●152頁 ●定価 **3,520** 円
● ISBN978-4-7724-1832-4 C3011

本書は集団認知行動療法治療者向けマニュアルである。
ただスキルを説明するだけでなく
治療者の評価尺度も掲載し
質の向上にも役立つ。

思春期の心の臨床 第三版
日常診療における精神療法
［著］=青木省三

●A5判 ●並製 ●392頁 ●定価 **4,620** 円
● ISBN978-4-7724-1795-2 C3011

日常診療における思春期精神科臨床の
要点を事例をまじえて詳述。
児童・思春期臨床四十年余にわたる
臨床経験が本書に凝縮されている。

強迫性障害の認知行動療法
［著］=デイヴィッド・A・クラーク
［監訳］=原田誠一　浅田仁子　［訳］=勝倉りえこ　小泉葉月　小堀 修

●A5判 ●並製 ●392頁 ●定価 **4,620** 円
● ISBN978-4-7724-1739-6 C3011

強迫性障害の認知的基盤と
研究結果を活用して効果的な治療を示す，
Aaron T. Beck から手ほどきを受けた
著者の画期的な研究と実践の書。

価格は 10％税込です。

強迫性障害の行動療法

[編著]＝飯倉康郎

●A5判 ●上製 ●264頁 ●定価 **4,180** 円
● ISBN978-4-7724-0858-5 C3011

理解しやすいよう図表を多用し，
行動療法の詳細について具体的かつ丁寧に解説した。
強迫性障害の行動療法による治療を
実践するための必読書である。

片付けられない自分が気になるあなたへ

ためこみ症のセルフヘルプ・ワークブック

[著]＝デビッド F. トーリン ランディ O. フロスト ゲイル・スティケティー
[監修]＝坂野雄二 [訳]＝五十嵐透子 土屋垣内晶

●B5判 ●並製 ●208頁 ●定価 **2,970** 円
● ISBN978-4-7724-1570-5 C3011

「ものをためこむ」という問題を
持っている方へのワークブックである。
すぐに直す必要はないので，
ゆっくり進めていこう。

認知行動療法 実践レッスン

エキスパートに学ぶ 12 の極意

[編]＝神村栄一

●A5判 ●並製 ●192頁 ●定価 **3,520** 円
● ISBN978-4-7724-1397-8 C3011

慢性化・長期化した難治例や
対応に苦慮するクライエント支援のための
12 の秘訣をエキスパートが伝授する。
中上級レベルを目指すセラピストのための必読テキスト。

価格は 10%税込です。

子どもが楽しく元気になるための
ADHD 支援ガイドブック
親と教師が知っておきたい 9 つのヒント

［著］＝デシリー・シルヴァ　ミシェル・トーナー
［監訳］＝辻井正次　鈴木勝昭

●四六判　●並製　●208頁　●定価 **2,420** 円
● ISBN978-4-7724-1925-3 C3037

科学的根拠に基づいた正しい知識と
ADHD の子育て・支援のヒントを，
Ｑ＆Ａでわかりやすく身に付けよう！

認知行動療法の哲学
ストア派と哲学的治療の系譜

［著］＝ドナルド・ロバートソン　［監訳］＝東畑開人　藤井翔太
［訳］＝小川修平　木甲斐智紀　四方陽裕　船場美佐子

●A5判　●並製　●320頁　●定価 **3,960** 円
● ISBN978-4-7724-1906-2 C3011

認知行動療法は，古代ストア哲学の末裔である──
認知行動療法とその知られざる
起源としてのストア哲学が織り成す
「心の治癒の精神史」。

児童精神科入院治療の実際
子どもの心を守り・癒し・育むために

［編著］＝齊藤万比古　岩垂喜貴

●A5判　●並製　●288頁　●定価 **4,620** 円
● ISBN978-4-7724-1917-8 C3047

児童精神科病棟で子どもは
どのような入院生活を送り，
治療はどう行われるのか。
外部から見えにくい入院治療の実際を紹介。

価格は10%税込です。

対人支援のダイアローグ

オープンダイアローグ，未来語りのダイアローグ，そして民主主義

[著]=高木俊介

●四六判 ●並製 ●264頁 ●定価 **2,860** 円
● ISBN978-4-7724-1910-9 C3011

精神医療を変えていく
指針としての「ダイアローグの思想」。
対話実践の技と有効な戦略を
技術的側面と治療哲学の両面から解説。

マインドフル・カップル

パートナーと親密な関係を築くための実践的ガイド

[著]=ロビン・D・ウォルザー ダラー・ウェストラップ
[監訳]=野末武義 [訳]=樫村正美 大山寧寧

●A5判 ●並製 ●172頁 ●定価 **2,970** 円
● ISBN978-4-7724-1898-0 C3011

ワークを通して自分がマインドフルになり，
自分自身と向きあうことで，
パートナーとのいきいきとした
関係を目指していく。

カウンセリング・スキルアップのこつ

面接に活かすアサーションの考え方

[著]=平木典子

●四六判 ●並製 ●296頁 ●定価 **3,080** 円
● ISBN978-4-7724-1862-1 C3011

「心理面接技法向上のために」
学派を超えたカウンセリングの原則と
臨床応用のポイント，コミュニケーション技術を
わかりやすく解説。

価格は 10% 税込です。